Portrait silencieux de Jacques Lacan

PERSPECTIVES CRITIQUES

Collection dirigée par Roland Jaccard

Claude Jaeglé

PORTRAIT SILENCIEUX DE JACQUES LACAN

Presses Universitaires de France

DU MÊME AUTEUR

Géricault, Delacroix. La rêverie opportune, 1997 (rééd. 2005), Éditions de l'Épure.
Portrait oratoire de Gilles Deleuze aux yeux jaunes, 2005, PUF.
L'Interview. Artistes et intellectuels face aux journalistes, 2007, PUF.

ISBN 978-2-13-0580980
Dépôt légal – 1re édition : 2010, février

6, avenue Reille, 75014 Paris

Pour Sophie, Dino et Tazio

Prologue

« Je vais entrer dans la difficile tâche de vous faire entendre quelque chose... »

Les mains dans les poches, un homme parle à son auditoire en tirant les bouffées d'un cigare biscornu.

Une grande courtoisie accompagne les premières phrases que cet homme adresse à son public. Il ne se contente pas de regarder les uns et les autres en tournant le regard ou la tête. Non, c'est tout son torse qui pivote de droite à gauche, de gauche à droite, se tourne en arrière pour échanger avec les auditeurs placés dans son dos, puis revient pour communiquer avec telle ou telle part de son public, attitude qui marque l'égard que l'orateur exprime envers l'auditoire, implication corporelle incarnant une éthique sous-jacente à la prise de parole en public : éviter de parler à une assemblée en l'assimilant à une foule ; préserver le lien d'individu à individu en reflétant la présence des uns et des autres par des postures distinctives. Un certain type de communauté en découle. Ou un autre.

Parfois cet homme unit l'auditoire en une société rieuse, perplexe ou méditative. Un lien d'attention, d'admiration, confond les spectateurs face à celui qui improvise sa pensée à voix haute. Puis l'orateur restaure le lien individuel par des regards adressés à l'un ou l'autre des auditeurs présents, oriente son corps avec largesse, donnant tout son temps au partage du silence, à l'écoute des murmures et des rires dont il aime la manifestation.

La rupture avec cette qualité personnelle de relation et le passage à une attitude oratoire réunissant le public en foule sont sans cesse à observer sous le propos le plus banal, le plus transgressif ou le plus humanitaire. Et c'est ce glissement invisible que Jacques Lacan dénonce, non sans patience, dans le happening de cet étudiant situationniste qui, plus tard, au cours de cette conférence de 1972 à l'université de Louvain-la-Neuve, vient verser le contenu d'une carafe de lait sur le pupitre et les notes du psychanalyste pour provoquer un désordre au nom d'une visée révolutionnaire : dénoncer le spectacle aliénant qui s'exerce sous le masque de la culture ; dénoncer la misère du devenir social des étudiants que l'Université trompe par le spectacle avant-gardiste d'une conférence de Lacan.

Au terme de cet épisode – et une fois le discours de l'étudiant écouté –, Lacan déplore le fait que ces déclarations insurrectionnelles à grand déversement de lait soient d'une teneur adressée au Tout de l'assemblée, à toute l'humanité souffrante au nom de toute l'humanité souffrante. Par la forme du désir qui l'anime, ce discours, certes recevable, n'en vise pas moins une totalité dont le revers totalitaire n'est, aux yeux de Lacan, jamais bien loin dans l'histoire. Ce dernier en illustre le motif par un geste des deux mains dessinant un cercle ou une sphère, c'est-à-dire une figure de l'englobement. Le ton las, désolé, avec lequel Lacan désigne cette structure du discours politique lui donne un statut de vanité, au sens pictural du terme, le geste du psychanalyste ne dessinant pas le crâne d'une tête de mort mais la sphère d'enfermement et d'échec à laquelle n'échappent pas, à ses yeux, même les manifestations les plus juvéniles de la parole révolutionnaire. Le tact avec lequel Lacan répond à ce geste de souillure n'en est pas moins attachant et le public ne sait plus trop, à la fin, si l'orateur ne vient pas de montrer par quel type de dialogues et dans quel dessein apaisant il convient d'animer une présentation de malade.

À un autre moment de cette conférence, le spectateur peut s'inquiéter du type d'obéissance auquel conduit l'intonation furieuse qui, tout à coup, gagne la voix du même homme et englobe son public dans un climat de rage sidérant : « La mort, hurle le septuagénaire, est du domaine de la foi… Vous avez bien raison de *croire* que vous allez mourir, bien sûr… ça vous soutient. Si vous n'y *croyiez* pas, est-ce que vous pourriez supporter la vie que vous avez ? » Pas un bruit face au fracas de cet emportement qui vocalise la mort dans une profération colérique.

Pas un murmure ni le moindre gloussement devant cette sévérité conforme au but d'une prédication. Quelle communauté engendre cette fureur grandiose et ces reproches écœurés ? L'être humain craint de vivre trop longtemps bien plus que de mourir, s'époumone Lacan. Mais le martèlement de sa voix pétrifie le public au-delà de toute compréhension. Quelle faute vaut à l'auditoire d'être fustigé de cette façon ? Derrière le but fixé – « faire valoir Freud » –, quelle nécessité de pensée contraint Lacan à passer de l'obligeance la plus heureuse à ce fracas de jugement dernier[1] ?

1. « La conférence de Louvain 1972 », un film de Françoise Wolf, in *Jacques Lacan*, DVD, Arte Vidéo, 2008, Arte France Développement. Conférence également visible sur plusieurs sites Web, notamment UbuWeb.

PREMIÈRE PARTIE

Les métamorphoses de Lacan au cours du Séminaire

1

Un orateur plein de silences

Quelques années plus tôt, en 1969-1970, Lacan anime un séminaire sur *L'envers de la psychanalyse* à la Faculté de droit du Panthéon. À l'exception des séminaires tenus à son domicile à titre privé, de 1951 à 1953, c'est le troisième lieu de son enseignement. Il fait suite au séminaire de Sainte-Anne, de 1953 à 1963, animé pour quelques dizaines de présents, puis à celui de l'École normale supérieure de 1964 à 1969. Les séminaires de la dernière période, à la Faculté de droit, réunissent jusqu'à huit cents personnes jouant sèchement des coudes, à l'entrée, pour trouver une place sur un siège pas trop éloigné de la tribune.

Les enregistrements sauvages de ce séminaire font parvenir le bruit des toux, des murmures, les mouvements sur les sièges et le remuement des centaines d'auditeurs présents dans l'amphithéâtre. Ils amplifient le bruit des doigts qui triturent les touches d'enregistrement des magnétophones, effleurent les nombreux micros qu'apportent les auditeurs qui vivent cet enseignement comme un événement dont ils veulent garder trace.

La voix de Lacan s'y entend comme celle d'un acteur d'avant-guerre. Un mixte de distinction et d'aigreur caustique qu'un timbre nasal mêle dans un aristocratisme à nos yeux suranné. Un climat d'afféterie piqué de sarcasmes. Un timbre de basse d'une précision hautaine. Le type de voix que font entendre les enregistrements de Sacha Guitry, par exemple. Ce séminaire en plein XXe siècle est prononcé dans la tonalité du siècle précédent. Le registre vocal du psychanalyste ne semble pas influencé par l'économie d'effort et la sobriété qu'apportent l'utilisation des micros, des amplificateurs, ou l'habitude intériorisée d'entendre des émissions télévisées où les invités parlent comme dans votre salon, vous inspirant l'idée que la qualité d'expression, au plus haut niveau, n'est plus liée au faste rhétorique. Même le film publicitaire, de nos jours, a renoncé au ton accrocheur de l'ancienne réclame pour susurrer ses messages de vente comme un chuchotis sur l'oreiller. Lacan n'est pas dans ce registre atténué et parle du haut d'une ancienne majesté intellectuelle et mandarinale dont il se veut l'héritier. Il lui arrive de porter ce prestige jusqu'à des accents étonnamment gaulliens et de donner à des mots simples comme à des notions complexes une même grandeur dérivant d'un monde rhétorique disparu. Les restes de ce monde n'ont jamais été dispersés par Lacan. Il les honore dans sa voix et son œuvre. Ses hommages à l'ancienne sophistique, son admiration pour la rhétorique de Perelman, les ressorts poétiques de sa pensée comme la qualité oratoire de son séminaire coexistent avec la profession de foi épistémologique et les attentes refondatrices qu'il place dans la linguistique, puis dans la mathématique[1].

Son auditoire est formé de psychanalystes chevronnés ou en formation, de certains de ses patients et d'auditeurs non psychanalystes venant de Paris et de province : étudiants, médecins, chercheurs en sciences humaines, écrivains, artistes, philosophes et beaucoup de curieux actifs ou désœuvrés de tous âges, assimilés en un groupe qu'avec Louis Aragon, auteur cher à Lacan, nous nommerons « snobs », puisque ce terme péjoratif fut si souvent prononcé pour dénoncer la mode du séminaire et le public de Lacan. À la fin de sa vie, Aragon ayant lui-même été souvent traité de « snob » revendiqua ce titre pour ceux « qui font avancer l'art, la pensée, la littérature » par des novations dénoncées comme « snobisme » par les représentants de « la plus basse littérature ». Alexandre Kojève, maître de Lacan, voyait également dans le snobisme la

1. Sur les Sophistes, Jacques Lacan, *Mon enseignement*, Paris, Seuil 2005, p. 96. Sur Perelman, *Écrits*, p. 889, et notamment la note 2 de Lacan : « Cf. les pages que nous nous permettons de qualifier d'admirables du *Traité de l'argumentation…* » Ce texte est en appendice des *Écrits*. Également, Angèle Kremer-Marietti, « Perelman et Lacan : enjeu social et jeux de la métaphore », in *Perelman, le renouveau de la rhétorique*, coordonné par Michel Meyer, Paris, PUF, 2004. Sur Lacan et la sophistique, Barbara Cassin, *L'Effet sophistique*, Paris, Gallimard, 1995, p. 398 et suiv.

part la plus achevée de l'humanité, précisant qu'« aucun animal ne peut être snob »[1].

Avant tout, l'enseignement de Lacan est destiné à un public professionnel intéressé aux enjeux de la psychanalyse et passionné par l'originalité du commentaire que Lacan fait des textes de Freud : « Cela concernait leur expérience la plus directe, la plus quotidienne, la plus urgente. C'était expressément fait pour eux, cela n'a jamais été fait pour personne d'autre. »[2]

À l'écoute différée de ces enregistrements, la première surprise ne vient pas de ce que dit Lacan, toutefois, mais d'un phénomène d'une grande rareté dans le cadre oratoire, toutes disciplines confondues : la fréquence et la durée des silences de Lacan, si exceptionnels qu'ils constituent non seulement une caractéristique de son phrasé mais portent étrangement atteinte à cet élément de légitimité que cherche tout logicien dans le rythme d'enchaînement de ses propositions. Lacan ne propose pas à son public de le croire par cet effet d'évidence qu'affec-

1. « Vingt-six questions à Aragon », *in* Jean Ristat, *Qui sont les contemporains ?*, Paris, Gallimard, 1975, p. 303. Alexandre Kojève, note de la seconde édition d'*Introduction à la lecture de Hegel*, Paris, Gallimard, 1947, p. 436.

2. Jacques Lacan, *Mon enseignement*, Paris, Seuil 2005, p. 79. Chaque année, le séminaire commence au mois de novembre et dure jusqu'à l'été à un rythme quasi hebdomadaire. Il se tient à l'heure du déjeuner et dure entre une heure trente et deux heures. Dans la dernière période, le séminaire deviendra bihebdomadaire.

tionnent le penseur et le pédagogue ricochant d'une équation à une autre ou forçant l'évidence rationnelle par la fluidité de leur raisonnement. Il abandonne au contraire l'attention de son auditoire à des temps de latence et d'irrésolution découvrant ceux de sa pensée en acte et néglige la relation entre la brièveté des liens entre arguments et la preuve d'une autorité.

Ce silence dans la parole de Lacan n'est pas propre aux psychanalystes.

Lacan n'est pas représentatif d'un trait caractérisant ses collègues. Ces longues pauses dans la parole publique ne naissent pas de façon automatique de la technique de silence pratiquée par les analystes dans l'intimité de la cure, comme si le climat de cette dernière trouvait à se communiquer naturellement dans la pédagogie publique des didacticiens. L'écoute des conférences faites par d'autres analystes – les enregistrements de Françoise Dolto, par exemple – montre qu'il n'en est rien. En conférence publique et dans leur enseignement théorique, les psychanalystes, comme la plupart des orateurs, font au mieux des silences de trois ou quatre secondes et, le plus souvent, enchaînent phrase après phrase sans quasiment s'arrêter. L'attention d'un auditoire dont le visage impassible paraît sans cesse attendre la suite semble imposer au pédagogue, au chercheur ou au conférencier de dire toujours la suite sans faire attendre ce public. La marque de l'école reste forte qui associe le fait d'être bon élève, de savoir répondre devant la classe ou le professeur, au fait d'enchaîner les éléments de la réponse sans la moindre pause jusqu'à la conclusion. La norme catholique redouble cette nécessité d'enchaîner le propos en condamnant toute manifestation de soi en public qui trahirait un plaisir corporel de parler non dissimulé par l'humble tâche de mener un raisonnement à son terme ou de soutenir l'objectivité d'une idée. Se taire au-delà de quelques secondes en cours de prise de parole est ressenti par la plupart des orateurs comme une faute ou une défaillance. Face au public perçu comme jury, tout orateur trouve inconcevable et angoissant de laisser vide ce temps de parole que sa voix est censée remplir.

Dans ce cadre institué, il est stupéfiant d'entendre la durée des silences que Lacan ménage dans son propos : un silence normal, pour ce dernier, est de six secondes (le double de quiconque dans la même situation), souvent de douze secondes, et les silences entre vingt et trente secondes ne sont pas rares – ce qui est énorme. Le jeune Lacan était peut-être différent. Les psychiatres et psychanalystes présents lors des premiers séminaires ont sans doute assisté à un mode d'expression plus allègre. Néanmoins, une lenteur de propos lui a toujours été attribuée[1]. L'enregistrement du séminaire sur *L'Angoisse* (1962-1963), déjà tardif puisque Lacan est alors âgé de soixante et un an, fait entendre une voix plus claire, avec un rythme comportant parfois de longs accélérés. Mais ces silences marquants sont déjà là, nombreux, formant un contre-

1. Catherine Clément, *Vie et légendes de Jacques Lacan*, Le Livre de Poche, « Biblio Essais », 1983, p. 19.

point captivant à l'intensité de sa pensée[1]. Ils se font aussi entendre dans les apparitions médiatiques de Lacan où, au contraire de la position traditionnelle de l'intellectuel victime des médias, celui-ci se distingue en imposant de longues pauses et un rythme propre au sein d'un dispositif censé les interdire[2].

Il serait erroné, me semble-t-il, d'attribuer l'accroissement de ces silences exceptionnels au seul vieillissement, à un ralentissement de la pensée de Lacan, même si ces éléments sont à prendre en compte pour la toute dernière période de son enseignement[3]. De même, si l'on veut faire valoir que, face à l'accroissement de ses auditoires,

1. On trouve par exemple un silence d'au moins 25 secondes, suivi d'une série de silences d'environ 9 secondes, dans la séance du 21 novembre 1962 (à partir de 04 min 00 s depuis le début). La semaine suivante, le 28 novembre 1962, dès le début, Lacan instaure entre les mots de ses phrases des silences de 10 secondes. Plus en amont, le texte du livre I du *Séminaire*, *Les Écrits techniques de Freud (1953-1954)*, témoigne d'un mode pédagogique où la prudence, l'attention au texte de Freud et à la situation de son élaboration sont toujours soulignées non en référence rapide, mais de façon prudente et détaillée.

2. *Radiophonie* (1970), *Entretien avec Françoise Wolf* (1972), *Interview sur France Culture à l'occasion du 28e congrès international de la psychanalyse* (1973), *Télévision* (1975)... pour ce qui est des documents sonores et audiovisuels.

3. « Son séminaire, depuis la théorie des nœuds, n'était plus fait que de longs silences devant des schémas qu'il ne parvenait plus à dessiner. » Gérard Haddad, *Le jour où Lacan m'a adopté*, Le Livre de Poche, « Biblio Essais », p. 371.

tout orateur doit prendre des pauses plus longues en raison d'un volume d'interactions plus important avec son public, il faut noter aussitôt que c'est justement ce que ne font pas la plupart des orateurs français dans le cadre savant. L'évitement du silence ressenti comme défaillance l'emporte de manière constante sur la nécessité de respirer et de laisser respirer l'auditoire. Nous savons également que, face à son public, l'orateur perçoit comme démultipliée par deux ou trois chaque seconde de silence qu'il ose prendre en raison même du sentiment d'attente qu'il attribue à son public[1].

C'est dire si les pauses de Lacan sont phénoménales.

Ces longs suspens imposés à la mécanique grammaticale, sa patience sans limites au moment où tout autre orateur se sent obligé d'enchaîner, son manque de ponctualité au rendez-vous de la conclusion vont bien au-delà des licences permises à un enseignement. Un tel rythme déroge aux contraintes oratoires instituées. Au sein d'un horaire limité, l'orateur instaure des durées illimitées. Cette liberté à l'égard d'un tabou de l'institution oratoire donne à la parole lacanienne une première qualité d'événement – non sans ambivalence, nous le verrons. Ce silence interroge la cadence et l'occupation des intervalles

1. Danielle Duez, *La Pause dans la parole de l'homme politique*, Paris, Éditions du CNRS, 1991. Ajoutons à ces éléments la remarque de la linguiste Coco Noréen : « Le français a énormément de mal à gérer le silence, ce qui est un trait culturel », in *Le linguiste est-il schizophrène ?*, interview de 2005 consultable en ligne.

grâce auxquels beaucoup de théorisations s'imposent à leur auditoire par une continuité logique enveloppante. Lacan ne cherche pas la séduction de cette fluidité qui capte l'adhésion. Cette attitude témoigne de la rare disponibilité à lui-même que le psychanalyste sait établir en présence de son auditoire et de son aptitude à retrouver en public le rythme d'une élaboration privée. Même à des années de distance, cette alternance entre le brio de formules saturées d'énigmes et le vide de ces intervalles muets saisit l'écoute.

2

Les vides au cœur de la théorie

Lacan confie l'essentiel de sa production théorique au développement vocal et public de pensées formulées dans le cadre privé. Sur la base de notes de lectures et de réflexions accumulées dans les jours précédant la séance de son séminaire, il énonce une idée à voix haute et tente d'écouter ce que l'énonciation de cette idée permet d'entendre dans cet affect de résonance intensifiée qu'engendre la présence d'un public. Comme d'autres penseurs, Lacan arrive mieux à saisir sa réflexion s'il la partage avec un interlocuteur ou un auditoire. « Sans ce public, je ne peux absolument pas travailler », écrivait déjà Freud à Wilhelm Fliess[1]. Mais ce qui est plus rare, c'est que Lacan reprend devant son public non seulement les pensées, mais aussi les vides de pensée, la part

1. Freud, *Lettres à Wilhelm Fliess*, édition complète, trad. F. Kahn et F. Robert, Paris, PUF, 2006, lettre 127, p. 308.

des intervalles silencieux où s'éprouvent l'attente, la tension, l'imminence d'une intuition, avec les risques concomitants de déception ou de ressassement qui marqueront certaines phases de son séminaire.

La diction de Lacan ne cesse elle-même de jouer d'un frein qui redouble celui des pauses : sa prononciation redondante des consonnes ou de certaines voyelles qui ralentit celle des syllabes, comme s'il les retenait au bord de ses lèvres et devait en mâcher longtemps la matière avant d'en achever la diction. Certes, par caractère, Lacan n'aime visiblement pas offrir un mot ou un groupe de mots d'un seul bloc, comme si sa personne rechignait à se séparer du sens qui va être offert à l'interlocuteur. Cette résistance à accorder le terme qu'attend son public caractérise une grande part de ses textes dont la préciosité s'oppose à un don trop facile de soi. Lacan sait pourtant vulgariser des parts de sa réflexion, comme en attestent la patience et la clarté de certaines de ses interviews – où il explique pourquoi le style de ses *Écrits* est complexe[1]. De même, le style retors des *Écrits* ne saurait faire oublier l'accessibilité des premiers séminaires.

1. *Le Triomphe de la religion*, Paris, Seuil, 2005, p. 86. Reprend les propos d'une conférence de presse tenue à Rome en 1974. « Vous n'avez en mes *Écrits* que des extraits – comprimés », répondait-il déjà en 1969 à deux étudiants qui lui demandaient une « combine » pour comprendre ce gros volume de textes. *In* Lettre à Roger Dextre et Jean-Paul Sauzède parue dans *La Main de Singe*, 1991, n° 1, p. 15. Consultable sur le site du Groupe de travail Lutecium.

Cette prononciation lourde, traînante, et ces longs silences donnent parfois le sentiment d'une voix inhumaine, comme si Lacan imitait les grognements et les sifflements d'un animal et laissait affleurer la part totémique à l'œuvre dans sa parole. Sa voix laisse entendre des mugissements, des souffles, des rugissements mettant sans cesse en relation les éléments les plus rationnels de la linguistique, de l'anthropologie et de la philosophie avec d'impressionnantes sonorités inarticulées. Il est rare que Lacan prenne une pause sans émettre une sorte de petit bruit de gorge – mi-grognement mi-gloussement – qui revient sans cesse dans tous ses enregistrements comme s'il devait nettoyer ses cordes vocales d'un nodule de reproche se reformant à chaque phrase, éliminer quelque mécontentement aussi pénible que nécessaire à sa pensée. Par cette agressivité de la prononciation, il mord les notions dans sa voix, leur donne affect et chair et les arrache à l'impersonnalité théorique. À chaque séance, Lacan mâche longuement ses idées avant d'en nourrir ses élèves qui attendent leur tour de goûter les restes déchiquetés d'une citation ou d'un concept.

Ce rythme obnubilant architecture une déliaison théorique qui évite l'effet de phrase – faisant particulièrement saillir les énoncés vedettes de Lacan dans la mémoire collective, tant l'enchaînement logique risque de couvrir ce qu'il tente peut-être de « faire entendre » dans le hors-champ de sa théorie. D'où cette impression que, faisant durer les chuintantes, les sifflantes, cogner les percussives,

Lacan tient parfois plus à la sonorité des idées et au jeu d'esprit qui en résulte qu'à leur teneur intellectuelle immédiate. D'où ce sentiment que la dramaturgie lacanienne de l'énonciation l'emporterait sur le sérieux final de l'énoncé. Il faut beaucoup de mauvaise foi, cependant, pour ignorer que ces énoncés et ces concepts existent et qu'il est possible de les réunir en un puzzle à pièces manquantes, variables ou disjointes qui constitue sa forme de transmission de la psychanalyse[1].

L'expérience de cette écoute montre que la théorisation lacanienne est le contraire d'une affaire rondement menée, d'un enchaînement glorieux. Le psychanalyste ne joue pas sur la montée vers des instants privilégiés, ne magnifie pas les pics doctrinaux d'une hiérarchie philosophique, mais fait résonner dans une sorte d'équidistance à large espacement sonore des notions dont la boucle de sens se noue et se dénoue sans cesse. En pratiquant des sautes aléatoires dans l'écoute d'une séance, il est frappant de retrouver souvent un même registre d'intonations comme si, à de larges intervalles, le ton précédemment entendu reprenait presque sans coupure, sur le fil jamais lâché d'une même inspiration, découvrant un espace théorique dépourvu de métamorphose apparente, sans assomption ni sursaut, dans un lent déplacement parmi des structures et des pôles conceptuels quasi cristallins. Les intonations de Lacan excellent de nuances et d'inten-

1. Par exemple, Jean-Pierre Cléro, *Dictionnaire Lacan*, Paris, Ellipses, 2008.

sité, pourtant, manifestant le rapport sensible qu'il maintient avec sa pensée en dépit du poids d'un auditoire nombreux. Tout un théâtre de sous-entendus, toute une comédie d'insistance ne cessent d'entretenir la promesse d'une compréhension toujours reculée, de maintenir l'écoute d'un public soudé en une communauté mélomane et divinatoire déchiffrant le récitatif du maître. Mais, d'une plage d'écoute à une autre, ce climat d'imminence persiste jusqu'à la dernière seconde du séminaire, sans que ce dernier instant ne donne lieu à une intensification distincte, au *forte* triomphal d'un avènement logique.

Lacan évite d'imiter dans sa voix une plénitude laissant croire à celle d'un centre, d'une unité, au sentiment même passager d'une symbiose entre la théorie et son objet. Sans cesse de longues pauses font éprouver du vide au sein du raisonnement et s'opposent au chant continu d'une voix oubliant toute extériorité à ses propres effets. Au bout d'un moment, lui-même finit par redouter la perte de son public et revigore son attention par de violentes relances sur des locutions adverbiales : « En effet… », « Ainsi… », crie-t-il soudain plein d'un courroux accompagné de quelques gestes de battue comme s'il supportait moins que tout autre la lenteur du trajet et hurlait d'impatience. Puis le même rythme reprend, le même ascétisme de prononciation, comme s'il triait dans sa voix les particules d'une réponse qui ne s'achève jamais.

Si la parole « remplit » une fonction, comme s'en amuse un jour Lacan, c'est avant tout celle de remplir ces vides.

La parole se tisse d'un certain rythme de la navette vocale pour entrecroiser les idées et les sons de façon continue et organiser leurs contrastes. Une part du sens naît de cette persistance acoustique qui trame le phrasé. En freinant la navette, Lacan tisse souvent une parole à mailles béantes. Mais, fait essentiel à ce qu'il nomme une « éthique du devoir bien dire », l'épreuve de ce vide est le vif même de l'expérience humaine et le vif du sujet pour le psychanalyste. Aussi les silences du séminaire sont-ils habités d'affects de douceur, de colère, de lassitude, et initient l'oreille à une théâtralité contraire à la pure objectivation théorique : point d'orgue sur un mot, point d'arrêt sur un autre, stase du discours, effet chuchoté, petite pointe sarcastique, long suspens dans les hauteurs d'une digression, piqué vers une conception méprisable, soupir, exaspération – et tonalité des tonalités : persévérance.

Dans les années soixante-dix, le dernier Lacan laissera entendre des proférations violentes, des martèlements vocaux assourdissants, nous y reviendrons, mais ces saillies ne sont pas représentatives du style pionnier des années précédentes, plus ménagé, plus enjoué.

Si Freud a traduit Charcot en allemand, Lacan a tenté de dire Freud en français dans le cadre parlé de la société française, c'est-à-dire au sein d'une culture jugeant des faits de parole selon des exigences de sobriété, d'humilité. Nous mesurons vite comment l'intensification sonore des concepts et la théâtralisation des idées ont pu choquer ou fasciner le public de Lacan selon qu'il percevait son style comme atteinte à ce cadre ou libération à son égard.

Lacan ajoute à ce choc son goût des formules chocs : « Il n'y a pas de rapports sexuels », par exemple, non pour dire qu'il n'y a pas d'actes sexuels, mais qu'il n'y a pas d'harmonie possible entre les sexes. Ce goût pour le raccourci énigmatique a été maintes fois caricaturé.

Le plus souvent, le caractère de lassitude, de reproche et d'amertume, peu amène dans sa voix, montre qu'il ne tente pas toujours de plaire à son public même si, dans la solennité lente du séminaire, ses traits d'esprit, par contraste, sont souvent drôles, font vraiment rire. Lacan joue très bien au Grand Sardonique. Mais à voix haute seulement. Le recueil de ses bons mots couchés sur la page n'est pas très amusant[1].

En dehors de ces moments de complicité, c'est toute l'affaire qu'il ait séduit tant de monde avec cette mauvaiseté d'un ton qui menace à voix basse, accuse et dénonce comme on règle ses comptes. Lacan est un Merlin râleur autant qu'un Merlin enchanteur. Au sein d'une communication assez éteinte, par moments, comme on se fatigue de parler à un sourd qui, de toute façon, n'entendra pas, la parole de Lacan s'intensifie dans une sorte de rage pour atteindre un énoncé, émettre quelque chose qui ressemble à une formule. Mais ce n'est pas de bon cœur, Dieu sait, et la violence avec laquelle cette phrase conclusive est prononcée interdit de la prendre pour un temps de conciliation, d'accomplissement ou de repos. Alors,

1. Jean Allouch, *132 bons mots avec Jacques Lacan*, Toulouse, Érès, 1984.

comme nous l'avons vu plus haut, c'est souvent le bruit sidérant de cette affirmation qui couvre son sens, comme le silence et les intervalles empêchaient auparavant d'en englober le tout, de laisser croire qu'il existe et qu'une théorie le contient.

3

Personnages oratoires
Le psychanalyste

Ces premiers éléments engendrent une figure propre au séminaire, son premier personnage oratoire : le psychanalyste – peu ressemblant à ses pairs en matière de prise de parole en public.

Son cri est : « L'inconscient est structuré comme un langage. » Le cri d'un penseur, dans le sens proposé par Gilles Deleuze, est l'exclamation primordiale de sa pensée, le saisissement originel identifiant passionnément cet auteur à une découverte, une question. « L'inconscient est structuré comme un langage » n'est pas l'aboutissement du travail de Lacan mais l'exclamation d'un jeune psychanalyste dans sa lecture de Freud. Ce cri met le feu aux poudres de toute une vie de recherche, de toute une œuvre à ramifications multiples.

Au cours de sa lecture des trois premiers livres fondamentaux de Freud, Lacan a le sentiment de faire une découverte criante : tout ce que le fondateur de la psychanalyse nomme d'un mot resté dans l'usage, l'« inconscient », appartient au langage, est recueilli dans des matériaux de langage, est affaire de mots, de paroles, de discours : « … À quoi [Freud] passe-t-il son temps ? À quoi a-t-il affaire ? […] il manipule des articulations de langage, de discours. »[1] Le rêve, tel que Freud en parle dans *L'Interprétation des rêves*, est ce qu'un individu raconte de son rêve. Ce qui importe, s'exclame Lacan, c'est que l'interprétation du rêve par Freud porte sur cet emboîtement dans le langage. De même, aux yeux de Lacan, le mot d'esprit et le lapsus tels que Freud en rapporte les manifestations sont avant tout décrits comme faits de langage. L'être humain se révèle un être parlant au moins et sinon plus qu'un être sexué. Pour Lacan, c'est d'être inscrit dans le langage que l'« inconscient freudien », celui « dont parle Freud », se manifeste, bien plus que de relever du domaine des tendances de vie, de mort ou de pulsions dont la connotation instinctive dévie la psychanalyse de son objet propre : un inconscient ayant une structure liée à celle du langage, à ses lois linguistiques et à ses figures rhétoriques. L'originalité de ce geste est d'observer Freud non à partir du bilan de son œuvre mais dans la capture initiale de son objet.

Lacan est en même temps saisi par la situation de Freud : un découvreur qui n'a pu bénéficier d'un outil scientifique essentiel au traitement de sa découverte, l'œu-

1. Jacques Lacan, *Mon enseignement*, Paris, Seuil, 2005, p. 39 et 103 (1967).

vre de Ferdinand de Saussure et sa grille de lecture des faits de langage. Lacan s'éprouve comme la déflagration de rencontre entre ces deux disciplines : psychanalyse et linguistique. Sa tâche est de reprendre la découverte freudienne avec les moyens de la linguistique pour en tirer de nouveaux concepts des manifestations de l'inconscient. La science du langage fondée par Saussure et développée par Jakobson et les formalistes russes pourrait permettre à la psychanalyse de devenir une science de l'« inconscient freudien ». C'est du moins ce que Lacan va espérer pendant de longues années.

« L'inconscient est structuré comme un langage » est quelque chose qui est arrivé à Lacan plutôt que rien. Son saisissement personnel. « C'est à partir de là que se posent les questions », continue-t-il de dire à la fin de sa vie[1]. Jusqu'au bout, il nommera cet énoncé primordial pour qualifier l'origine de ses travaux et ce à quoi des psychanalystes se rattachent quand ils se réclament de son enseignement. Par cet énoncé, Lacan « a osé attacher de l'importance à ce qui lui arrivait à lui... » dans sa lecture de Freud[2].

Les enregistrements du séminaire et les documents filmés témoignent de la passion psychanalytique de Lacan pour l'aventure de pensée découlant de ce saisissement.

1. Entretien avec Françoise Wolf en 1972.

2. Selon une formule que Lacan applique à Freud dans *Le Séminaire*, livre I, *Les Écrits techniques de Freud*, texte établi par J.-A. Miller, Paris, Seuil, p. 8 (1953-1954).

L'écoute aléatoire des dizaines d'heures enregistrées à partir de 1962[1] ne laisse pas rencontrer de moment où la voix cesse d'être habitée par cette passion. Cette voix ne prononce jamais un savoir refroidi en leçon. Lacan fait évidemment des rappels, propose des définitions, mais ces temps pédagogiques restent habités par la tension de la recherche en cours. Dans les dernières années, cette voix fatiguée trahit des temps d'immense lassitude. Le cri s'exténue en soupirs et ressassements. Mais, dans la majorité des séances du séminaire, le vif de la pensée est constant.

Dans les documents filmés, l'implication de cette pensée se manifeste dans l'implication gestuelle incessante d'un individu qui, loin de se surveiller, se dépense sans compter dans sa dynamique spéculative. Certaines rumeurs, certains commentateurs évoquent un Lacan hypnotiseur de son public, au sens ancien et péjoratif de ce terme : manipulateur et corrupteur de foules, à la façon du Dr Mabuse de Fritz Lang. Du fait des longs

1. Date la plus ancienne des documents sonores dont j'ai pu bénéficier par l'entremise de Serge Hajlblum. Serge Hajlblum est l'un des psychanalystes qui, au sein du groupe Lutecium et du site Web qui lui est associé, ont donné accès aux enregistrements sonores de Lacan. Site Lutecium : http://www.lutecium.org

Par ailleurs, la cassette audio, encore appelée « K7 » ou « minicassette », a été inventée en 1961 et commercialisée auprès du grand public dans les années suivantes en même temps que des magnétophones compacts et légers, ce qui explique la difficulté à trouver des documents sonores pour les années précédentes.

silences qu'il prend, Lacan aurait tout loisir d'observer son auditoire, de le fixer et d'agir par son regard, élément essentiel à ce type d'intention hypnotique, comme d'user d'une injonction monocorde dont le moins qu'on puisse dire est qu'elle ne caractérise pas sa voix. Son comportement est celui d'un penseur prenant son public à témoin, mais non celui d'un orateur motivé d'abord par son emprise sur l'auditoire grâce à des techniques de parole orientées dans ce but. Les effets de suggestion propres à l'expression passionnée d'un auteur ne sont pas assimilables à une volonté d'emprise hypnotique. Le public de Lacan, au cours du séminaire, ne se fige d'ailleurs pas dans une même prescription. Une fois passé la phase conviviale d'introduction, le regard de Lacan est souvent tourné vers ses idées, dans la résonance de son commentaire. À ma connaissance, il ne renonce jamais à une part de sa pensée pour gagner en séduction, ne biaise pas avec elle pour obtenir les faveurs de son public ou de l'Institution. Il aime séduire, dominer l'échange et ne croit pas au dialogue dans la pensée – sentiment partagé par bien d'autres auteurs. Il témoigne en même temps d'un doute angoissé sur le fait que son public puisse l'entendre, ne croit pas souvent atteindre son but – transmettre l'expérience propre à l'analyse, et ne confond pas l'étonnant succès d'affluence à son séminaire avec une maîtrise jouissive des foules. « Je ne me fais pas d'illusion, un auditoire, si qualifié soit-il, ça rêve pendant que je suis là en train de m'escrimer. Chacun pense à ses petites affaires, votre petite amie que vous allez retrouver tout à l'heure... »[1] Dans l'acclamation et l'enthousiasme, Lacan, même flatté, même complice de ce succès par le choix des amphithéâtres qui accueillent cette affluence, ne cesse de ressentir le tragique du « malentendu »[2].

Il importe d'interroger les prises de distance successives de Freud avec les pratiques de l'hypnose, sa foi dans la résorption de la suggestion hypnotique dans le dispositif contrôlable du transfert psychanalytique. Lacan lui fait écho : « Car enfin nous sommes des savants et la magie n'est pas une pratique défendable. »[3] Ce rejet mérite discussion et le débat à l'égard de cette coupure épistémologique censée garantir l'honorabilité scientifique de la psychanalyse appartient de plein droit à l'histoire des connaissances. Mais la caricature de Lacan en manipulateur de foules abêtit cet enjeu en dénigrement.

Son refus de transiger avec sa conception de la formation des analystes et de la conduite de la cure a provoqué de graves scissions dans le mouvement psychanalytique. Le moins qu'on puisse dire est qu'il n'en a pas toujours maîtrisé le cours avec l'habileté d'un fin manipulateur. Le fait d'occuper tous les postes : chef d'école, maître à

1. Jacques Lacan, *Mon enseignement*, Paris, Seuil, 2005, p. 99.

2. Jacques Lacan, *Autres écrits*, Paris, Seuil, 2001, p. 343.

3. *Écrits*, Paris, Seuil, 1966, p. 306. Par ailleurs, sur le retour de la question de l'hypnose dans le mouvement psychanalytique, Élisabeth Roudinesco, *Histoire de la psychanalyse en France*, Paris, Fayard, 1994, tome 1, p. 169, 215 et 218. Et tome 2, p. 413 et 565.

penser, thérapeute, a entraîné des dysfonctionnements institutionnels et une idéalisation du maître dûment dénoncés[1]. Mais ces éléments ne sauraient être confondus avec le type d'investissement en jeu dans l'oralité du séminaire public. Les risques sont de son côté quand il expérimente une pensée à voix haute devant son auditoire et ces risques ne sont pas d'abord ceux du pouvoir. Si la mise en œuvre d'une pensée, dans sa dynamique orale, délivre une violence flagrante, cette violence est d'abord celle qu'endure l'orateur dans l'intime contrainte qui l'oblige à penser.

1. À ce sujet, les analyses d'Élisabeth Roudinesco in *Histoire de la psychanalyse en France*, Paris, Fayard, 1994, tome 2, p. 307, 351, 352, notamment. Et François Roustang, *Un destin si funeste*, Paris, Minuit, 1977.

4

Le fils de la sourde

Derrière le personnage du psychanalyste apparaît dans la voix de Lacan un autre personnage que nous pourrions appeler le fils de la sourde. Sa figure imaginaire se forme lorsque, au lieu de porter une attention précise au propos du psychanalyste, l'auditeur se laisse distraire du sens pour ne percevoir que la sonorité de la voix de Lacan – comme si l'auditeur entendait un individu vivant de l'autre côté du mur. Le type d'à côté. La voix d'un homme dont on ne comprendrait pas les mots mais qui produirait par sa sonorité et ses éclats tout un climat d'existence.

Cet homme est pénible à entendre en raison du sentiment de huis clos torturant au sein duquel il semble enfermé, de sa mauvaise humeur constante. Chaque jour, depuis des années, il parle à quelqu'un – conjoint ou parent, je ne sais pas. Il vit seul avec cette personne, comme un vieil époux avec son épouse ou un célibataire avec sa vieille mère, et passe ses journées à tenter de se faire entendre d'elle. Il faut tout répéter à cette sourde, tout le temps crier, mâcher chaque syllabe en redoublant chaque lettre comme on donne des becquées sonores à une grabataire qui en met partout sans trouver le moyen d'avaler une miette de la bouillie théorique préparée pour elle. Et quand cette sourde infernale finit par entendre, que se passe-t-il ? Elle ne comprend rien. Elle approuve, ça oui, il faut la voir, la pauvre, mimer les mots et les tics de son fils, mais totalement à côté de la plaque. Elle reprend les sonorités en faisant semblant de comprendre, mais dans un sens effarant d'approximation. Des silences consternés en résultent, des explications sans fin : reproches véhéments, cris pleins de lassitude, fiel tranchant de sévérité, voix épuisée, colère vaine à pleins poumons, sifflements de mépris envers une présence habituée à endurer ces scènes interminables de reproche. Toute prévenance est anéantie par épuisement depuis des années dans « l'explosion d'une secrète discordance affective »[1].

Le fils de la sourde trahit ce huis clos invivable : être obligé de crier des propos jamais entendus et endurer cette situation comme destin pour le restant de ses jours. Il est inutile de parler à la sourde, le fils de la sourde ne cesse de s'en plaindre, mais une fois chez lui, revenu à son univers de pensée, tout autre interlocuteur s'efface. Le monde intérieur, dans sa plus grande ambition, est comme promis à ce seul échange.

1. *Écrits*, Paris, Seuil, 1966, p. 73.

Bien qu'un jour Lacan fasse appel dans son auditoire à l'expérience de « mères non atteintes de surdité »[1], je ne prétends pas que cette surdité ait à voir avec le fait qu'il ait ou non vécu près d'un père ou d'une mère malentendant, au sens organique du terme. Le fils de la sourde désigne plutôt le registre d'une voix enfantée par un univers de malentendus. Une voix formée et déformée par l'impuissance à se faire entendre. Par la confusion des rôles entre celui qui n'entend pas et celui qui ne sait pas se faire entendre. Comme si, au cours de son séminaire, Lacan rejoignait avec le cœur de sa pensée les tensions d'un échange avec un auditoire aussi sourd qu'exclusif. Aussi limité dans son écoute qu'affectionné dans son existence. « Votre affluence, aujourd'hui, n'est pas sans m'ébranler », dit Lacan avec gratitude au nombreux public venu l'écouter en dépit d'une grève des métros[2]. Mais cet ébranlement annonce en même temps la fatalité de ne pas être entendu.

Lacan appesantit ce phénomène d'assourdissement en des passages où, nous l'avons vu, il martèle avec une même brutalité de prononciation les notions importantes et les mots sans importance d'une phrase. Il souligne alors tous les termes, les investit d'une véhémence qui les égalise au lieu de les rendre significatifs par ce jeu d'oppositions et de modulations qui rend la communication possible, de

1. In *Le Séminaire*, livre X, *L'Angoisse*, texte établi par J.-A. Miller, Paris, Seuil, 2004, p. 315.

2. Séminaire RSI, 19 novembre 1974.

temps à autre. Cette façon de surjouer chaque mot de façon excédée donne le sentiment d'une boucle tragique enserrant une cause inaudible à un orateur assourdissant. Elle entraîne la parole de Lacan dans une grande dépense en termes d'expression et une grande avarice en termes de clarté. La part du public la moins attachée au séminaire détestera la tentative de sommation que cette fureur semble imposer, même si elle traduit une dynamique intime d'exaspération dont Lacan est le premier à souffrir.

Charles Mingus parlait de « colère créative » pour nommer le style volcanique dont il faisait preuve sur scène et dans la vie. Sa femme, Sue Mingus, bien informée du caractère éprouvant de ce grand musicien, nomme « intelligence colérique » et « bravoure théâtrale » cette dynamique d'emportement. À ses yeux, la violence de Mingus caractérise le mode de défense d'un homme ne demandant que la tranquillité mais devant toujours s'attendre au pire.

> « Le set fut encore fantastique. Mingus arpentait la scène, insultant le tromboniste, hurlant après Dannie, demandant à Mac Pherson de sortir, engueulant tout le monde. Mais il se passait quelque chose dont ils étaient tous partie prenante, tandis que Mingus rugissait en parcourant l'estrade et en cinglant ses musiciens. Sa furie, sa rage intense si familière, explosèrent au maximum de leur puissance. » [1]

1. Sue Mingus, *Pour l'amour de Mingus*, Paris, Éditions du Layeur, 2003, p. 41, 48, 63, 64.

Pour le public du séminaire, les bénéfices de l'aventure incarnée par Lacan valent la peine d'endurer ses excès. Le mode furibond est perçu comme l'un des ressorts du combat lacanien pour forger sa pensée et démolir les théories ennemies. Son « excommunication » des instances internationales de la psychanalyse témoigne bien du fait que Lacan, à leurs yeux, n'a pas été entendu et qu'il le reste. Pour d'autres, cette outrance ne manifeste qu'un trait odieux de caractère et trahit un exercice du pouvoir ne méritant aucune justification.

Certains enfants de mère sourde n'arrivent plus à rester calmes. À force d'insister pour être compris, ils ont l'impression que leur mère est non seulement sourde mais fait semblant de l'être tellement il semble impossible qu'autant d'efforts pour se faire entendre provoquent toujours autant de malentendus. Ces colères caractérisent aussi certains enfants sourds expulsant leur rage et leur impuissance face aux difficultés de communication liées à leur surdité.

En tout état de cause, au hasard des séances du séminaire, l'auditeur retrouve la même antienne : « Est-ce qu'on m'entend, dans le fond, au dernier rang ? », « Est-ce qu'on entend ? », « Si vous ne m'entendez pas, dites-le-moi… », « Est-ce que quelqu'un entend quelque chose ? », « Je serais reconnaissant si maintenant quelqu'un voulait bien tout de même m'apporter un signe d'audition… », « Je voudrais vous faire entendre quelque chose. » Et pour finir : « Si vous n'êtes pas complètement sourdingues… »[1]

1. Pour ces trois dernières citations : *D'un Autre à l'autre*, p. 243,

Le 1er décembre 1972, le début de la séance est parasité par le discours d'un orateur à voix provocante dénonçant la tenue du séminaire et l'obéissance des « petits branleurs » qui forment le public de Lacan. Ce n'est ni la première ni la dernière fois que Lacan va connaître ces impromptus révolutionnaires dans le sillage des années post-68. Après quelques minutes de brouhaha et d'invectives entre le tribun et une partie de l'auditoire, Lacan débute son propos dans son rythme habituel, sans se plaindre ni commenter le fait. Des invectives continuent entre partisans et opposants du rebelle qui continue de grasseyer des injures dans la salle. Lacan n'en tient pas compte et déroule son concert de prononciations hautaines et signifiantes, instaure un espacement croissant entre les mots. Peu après, il propose obligeamment de reprendre une phrase au début, sans le moindre énervement, cette patience étant son attitude habituelle dans d'autres épisodes du même genre.

Mais, quelques secondes plus tard, il suffit qu'une personne isolée lance sans y réfléchir un « On n'entend rien » pour que Lacan propose aussitôt de suspendre la séance. Injures, occupation physique, menaces verbales : rien du délire post-soixante-huitard ne fait perdre son calme à Lacan et il fait souvent preuve d'une belle sophistique dans ce type d'échanges. Mais que le public déclare ouvertement ne pas entendre le traumatise aussitôt.

La conférence de Louvain, *D'un discours qui ne serait pas du semblant*, p. 51.

Par comparaison, dans certains enregistrements de son séminaire, nous entendons Gilles Deleuze envoyer balader un étudiant qui se plaint de ne pas entendre parce que trop éloigné du bureau du philosophe. Peu importe à Deleuze. À vous de savoir tendre l'oreille et, de toute façon, taisez-vous ! Le philosophe est pressé de retrouver la courbe de son exposé et ne se soucie pas que tout le monde l'entende. Si penser, c'est « rendre audibles des forces non audibles par elles-mêmes », selon une expression du philosophe, cet enjeu mobilise des tensions extrêmes d'écoute et des phases inévitables de surdité. Mais rendre audible, pour Deleuze, ne signifie pas être entendu de tous.

Lacan ne jouit pas de cette indifférence et en souffre beaucoup.

Il parle déjà de « discours aux sourds » pour caractériser la position de Freud[1]. En 1946, il précise à « ceux qui ne veulent point m'entendre... » : « Je vais donc parler aux sourds en leur apportant des faits qui, je le pense, intéresseront leur sens du visible... »[2]. Plus tard, même au faîte de la reconnaissance, Lacan se décrit dans la position de celui qui parle à un mur quand il s'adresse à la communauté la plus attentive à sa personne : celle des psychanalystes de son école. En 1971, il désigne son ancien public comme « des gens un peu durs de la feuille », ou déplore de nouveau « l'incapacité totale où

1. *Écrits*, Paris, Seuil, 1966, p. 542.
2. *Écrits*, Paris, Seuil, 1966, p. 188 (1946).

j'étais de me faire entendre des psychanalystes » qui aurait motivé, à l'arraché, la publication de ses *Écrits*[1]. Le *Séminaire sur la lettre volée* désigne le dialogue entre le préfet de police et Dupin comme le dialogue « d'un sourd avec un qui entend », cette désignation représentant aux yeux de Lacan la complexité véritable « dans la notion de communication »[2]. Évoquant la manière dont ce dernier échangeait avec ses interlocuteurs, Jacques Nassif parle des « sourds qui lui donnaient encore plus d'énergie pour tonner et tonitruer… »[3]. Cette surdité est l'une des forces dominantes contre laquelle Lacan se croit en demeure de lutter.

Par moments, néanmoins, il lui arrive de trouver qu'un public l'entend bien un peu : « Moi, je trouve que vous m'écoutez très bien », déclare-t-il un jour à son auditoire. « Vous êtes gentils, et plus que gentils, parce que, quand on est que gentils, ça ne suffit pas pour faire qu'on écoute aussi bien. »[4] Cette déclaration adorable a lieu dans une conférence de vulgarisation, toutefois. Il ne s'agit pas du public véritable de Lacan. Dès que ce dernier reprend son travail devant le public du séminaire, l'auditoire est à la fois redouté et mobilisé comme sourd.

1. *Le Séminaire*, livre XVIII, *D'un discours qui ne serait pas du semblant*, Paris, Seuil, 2007, p. 77, 79.

2. *Écrits*, Paris, Seuil, 1966, p. 18.

3. Jacques Nassif, *L'Écrit, la voix : fonctions et champ de la voix en psychanalyse*, Paris, Aubier, 2004, p. 186.

4. Jacques Lacan, *Mon enseignement*, Paris, Seuil, 2005, p. 49.

Ce registre de la surdité est une plaie et un moteur. Elle galvanise Lacan dans une dynamique d'exaspération et de rébellion permanente à l'égard d'un interlocuteur malentendant, présence vide derrière tout interlocuteur singulier auquel la voix s'adresse. La sourde prend notamment la figure de la communauté psychanalytique elle-même et de la confusion théorique dans laquelle vivent ses institutions dans les années qui suivent la guerre. Lacan est le fils exaspéré de cette sourde qui n'entend pas le reconnaître à la place qu'il revendique. Lui-même surenchérit dans le martyre de n'être pas entendu, son travail étant inséparable de cette plainte[1].

Celle-ci engendre une variation au fils de la sourde : l'homme las, l'homme épuisé.

Ce personnage, l'auditeur l'entend soupirer quasiment à la fin de chaque phrase. Si quelque chose fait horreur à Lacan, c'est de clore une phrase, comme si le terme d'un énoncé menait à une déception fatale. La vie était si intense dans l'énonciation maintenue ouverte : résonance des citations, densité allusive des jeux de mots, subtilité du commentaire, vivacité des indices, temporalité suspendue des silences… Lacan peut rester des heures sur le fil du rasoir et poser des pas de plus en plus risqués sur le tranchant d'une problématique. Mais quel gâchis de

1. En ce sens, Freud : « Il faut que je sois un peu misérable pour bien écrire », *Lettres à Wilhelm Fliess*, édition complète, Paris, PUF, 2006, lettre 212, p. 470.

conclure ! Quelle farce ! L'effort a lieu au cours du phrasé, dans le vide des intervalles, au sein d'une émergence maintenue vive, constamment instable, constamment affectée. Or la structure de la phrase a ceci de bête qu'elle conduit cette aventure vers sa bonne forme conclusive, son mariage arrangé par la grammaire avec le point final. Et le séminaire ne donne rien, parfois. Les hypothèses sont ravissantes, les blagues irrésistibles, mais la pensée piétine, pinaille, ça tourne en rond, il n'y a rien à conclure et de toute façon l'auditoire n'entend pas. Certains énoncés valent la peine d'être conclus quand leur teneur excessive provoque une stupéfaction excédant le point final : « La femme n'existe pas. » Comment ? Quoi ? Le contraire d'un aboutissement. Le début des emmerdements. Soupir de l'homme épuisé, suivi d'un long silence. Puis il reprend. « L'épuisé, c'est beaucoup plus que le fatigué [...] Il en finit avec le possible, au-delà de toute fatigue [...] La fatigue affecte l'action dans tous ses états, tandis que l'épuisement concerne seulement le témoin amnésique » – autre nom du sourd, peut-être[1].

Beaucoup d'éléments donnent à penser que Lacan a pourtant été entendu : l'intérêt passionné dont son œuvre et sa personne ont été le centre, l'importance d'un auditoire « stable en son énormité » comme il le dira un jour, le nombre de ses lecteurs, de ses élèves, l'empressement de

1. Gilles Deleuze, « L'épuisé », postface à *Quad* de Samuel Beckett, Paris, Minuit, 1992, p. 57 et suiv.

sa clientèle soulignent une reconnaissance évidente. Lui-même affirme que si son enseignement est public, c'est que l'expérience de l'analyse est « communicable ailleurs » que dans le cercle ésotérique[1]. En dépit de sa gloire tardive, Lacan ne trouve pourtant pas d'apaisement contre sa hantise. D'année en année, les enregistrements du séminaire font résonner un désarroi tragique dans sa voix : « Je parle sans le moindre espoir – de me faire entendre notamment » sera la sentence au cœur de la lettre de dissolution de l'École freudienne de Paris.

Dans son article « Freud et Lacan », Louis Althusser décrit la tragédie de ceux qui « ... portant au plus sourd, c'est-à-dire au plus criant d'eux-mêmes, les blessures, infirmités ou courbatures de combat pour la vie ou la mort humaine... doubl[ent] en silence, c'est-à-dire à voix assourdissante, dans la méconnaissance du refoulement, la chaîne du discours verbal du sujet humain »[2].

1. *Le Séminaire*, livre X, *L'Angoisse*, texte établi par J.-A. Miller, Paris, Seuil, 2004, p. 282 (1962-1963).

2. Louis Althusser, « Freud et Lacan », in *Positions*, Paris, Éditions sociales, 1976, p. 23.

5

Lucifer et son cigare

Lucifer est un principe énergétique dans la voix de Lacan. Une explosivité sonore. L'autre nom de l'arrogante vitalité avec laquelle ce dernier accueille le cortège des forces qui l'inspirent. L'agressivité railleuse par laquelle il savoure la prononciation des idées : « ma façon d'accentuer l'usage de certains mots »[1].

La culture oratoire française exige l'effacement de la personne devant l'intérêt d'un « contenu », l'affectation d'humble renoncement à soi-même au profit du thème présenté. Quiconque n'est pas, à un titre ou à un autre, prêtre de l'Église ou de l'État doit faire de sa parole en public un incorporel. Sans avoir le souvenir des normes religieuses à l'origine de cette exigence (une théologie du Verbe interdisant au laïc de prétendre à l'efficace de la Parole divine ou à celle de ses représentants), l'éducation

1. Séance du 13 février 1973 du séminaire *Encore*.

française considère que quiconque parle en public avec théâtralité – surtout si son statut, tel celui de Lacan, est marginal par rapport à l'Institution – trahit une prétention diabolique avec son ton débridé et son outrance hérétique[1].

De son côté, le purisme scientifique instaure un lien entre la qualité d'un contenu de recherche et l'impersonnalité de ton de celui qui le communique à une assemblée savante. L'intensité orale du chercheur ne doit pas être sentie comme influençant la perception de son travail. C'est l'impersonnalité du ton qui s'en charge, en quelque sorte : la voix désaffectée du savant suggère son appartenance au monde scientifique. Par là même, la voix retrouve la force suggestive qui lui était déniée.

Ce purisme affiche aussi un progressisme essentiel au décorum de l'histoire des sciences : chaque progrès de la connaissance est un progrès pour l'Humanité.

À tous ces égards, Lacan se tient mal. Outrancier, il rivalise d'effets sonores dans sa « promotion du Verbe » comme condition de l'inconscient, affirme que la parole « instaure dans la réalité une autre réalité », mettant la « fonction créatrice de la parole » humaine en concurrence avec l'exclusivité du pouvoir créateur du Verbe divin[2]. La malignité intermittente de sa voix, sa diction

1. Thèmes développés dans la première partie de *L'Interview. Artistes et intellectuels face aux journalistes*, Paris, PUF, 2007.

2. *Le Séminaire*, livre I, *Les Écrits techniques de Freud*, texte établi par J.-A. Miller, Paris, Seuil, 1975, p. 263.

parfois grotesque et son pessimisme foncier contredisent l'identification du savoir à une « sainteté » de la science. L'enseignement, ajoute Lacan, ne relève pas d'une pure générosité de transmettre. Des affects moins avouables agissent au cœur de l'élaboration rationnelle et en soutiennent la dynamique : « … le discours de la science, en tant qu'il se recommanderait de l'objectivité, de la neutralité, de la grisaille, voire du genre sulpicien, est tout aussi malhonnête, aussi noir d'intentions que n'importe quelle autre rhétorique. »[1] Par son exclusion du sujet, la forme logique du savoir engendre un drame subjectif du savant qui mériterait d'être plus étudié. Pour sa part, dit-il dans *L'Angoisse*, le psychanalyste refuse de « [s']élider du texte de l'expérience » qu'il interroge.

Loin d'étouffer la théâtralité qu'engendre sa dynamique de pensée, Lacan en redouble le sabbat et gronde sans merci d'une vocalisation qui saisit par sa densité dramatique. La lecture des *Écrits* de Lacan ne fait pas éprouver le bénéfice d'une voix assumant le démoniaque à même la pensée – sa « sorcellerie théorique »[2]. L'écoute de sa *Radiophonie* restitue cette tonalité sarcastique tenant à distance quiconque n'ose assumer l'hystérie du théoricien de l'inconscient. *Télévision* en montre la gestuelle et

1. Lacan, *Écrits*, Paris, Seuil, 1966, p. 892 (1960).

2. Selon l'expression de Stuart Schneiderman in *Lacan, maître zen ?*, Paris, PUF, « Perspectives critiques », 1986, trad. de Pierre-Emmanuel Dauzat. Stuart Schneiderman pense que, pour Lacan, le diable est plutôt un Américain défenseur de l'ego-psychologie.

l'emphase sardonique. Fait plus rare, même le visage, médiateur par excellence de la contention chrétienne, laisse affleurer la violence des affects qui habitent Lacan.

« Formons cette hypothèse que le psychanalyste ne deviendrait qu'un philosophe de l'entendement si son écoute n'avait hérité du corps hystérique (et pas seulement du corps de l'hystérique) la capacité démoniaque de faire se transformer les images de la vue », écrit Pierre Fédida[1]. Mais cette capacité démoniaque est tout aussi essentielle pour déborder les images de la vue par le beuglement sonore qui en dérange la « bonne forme », selon l'expression de Lacan pour désigner le piège du visible. Nul doute qu'elle l'aide aussi dans sa méchante façon de ne pas vouloir éclaircir les énigmes qui émaillent son séminaire. Cette vitalité luciférienne exige une dépense physique inlassable, le secours des parts odieuses du caractère (par chance, Lacan n'en est pas dépourvu) et une faculté d'endurer la haine qu'attise l'atteinte hérétique au profil bas, au règne de la voix mesurée. Lacan s'étonnera lui-même de sa clownerie en voyant les images de *Télévision*. Une autre fois, il parlera de sa « loufoquerie »[2].

L'intensité vocale nommée ici « Lucifer » ne désigne pas une position antireligieuse de Lacan. Son athéisme, nous le savons, ne prétend pas à l'incroyance. « Lucifer »

1. Introduction à Charcot & Richer, *Les Démoniaques dans l'art*, Paris, Macula, p. V.

2. Cité par Jean Allouch in *Allô Lacan ? Certainement pas*, Paris, Éditions EPEL, 1998.

désigne la faculté d'accueillir dans le cadre oratoire français une outrance verbale à même de saisir par la voix cette vérité propre à l'expérience analytique que Lacan veut transmettre.

Un observateur trouvait à Félix Guattari « le même type d'intelligence que Lacan, une énergie luciférienne. Lucifer était l'ange de la lumière »[1].

Un autre raconte qu'il lui « est arrivé d'entendre à plusieurs reprises des avertissements qui n'étaient rien moins que des "méfiez-vous, c'est le diable". Ou d'être avec quelqu'un qui me faisait passer un petit mot où il représentait la terre, le ciel et l'enfer : l'enfer était bien entendu représenté du côté de Lacan »[2]. Ce dernier n'aurait-il pas dû, en effet, abjurer sa technique sacrilège des séances courtes, les torsions hystériques de son verbe, l'envoûtement de ses disciples ? Ou encore : son grand défi solennel à l'Institution psychanalytique, sa prétention luthérienne à entrer de plain-pied avec le message freudien et jusqu'à ce respect mêlé de crainte qui l'entourait ?

Cette faculté de Lacan orateur à capter des formes vocales diabolisées par notre culture, à laisser déformer sa parole, ses mimiques et sa réputation pour atteindre un climat sonore adéquat fait partie de son savoir de psycha-

1. Propos de Jean-Pierre Muynard cité par François Dosse in *Gilles Deleuze, Félix Guattari, biographie croisée*, Paris, La Découverte, 2007, p. 12.

2. Serge Leclaire *in* Alain Didier-Weill, *Quartier Lacan*, Paris, Champs-Flammarion, 2004, p. 40.

nalyste et de rhéteur. Lucifer est cette plasticité vocale à outrance qui fait résonner des temps de pensée hors des conventions d'une parole acceptable. Cette figure manifeste le lien entre une novation de pensée et l'univers fantastique des tensions dont cette pensée peut s'enlaidir, se gonfler, grimacer jusqu'au grotesque. Il est difficile de comprendre à quel point Lacan a pu être maudit et comment sa réputation persiste à garder ce parfum de soufre sans considérer cette part luciférienne de l'orateur public, faisant oublier son engagement auprès de ses patients et l'empathie dont il témoignait dans ses présentations de malade.

« Pour eux, Lacan c'était le diable. »[1]

La silhouette de Lucifer se complète d'un cigare biscornu que Lacan exhibe souvent pendant ses exposés, rendant ce cigare partie prenante de son art oratoire.

De façon emblématique, ce sceptre buccal précède le corps de Lacan dans son avancée vers la tribune de l'université de Louvain – corne de Belzébuth ayant poussé par la bouche.

Horreur !

Lacan fume des *culebras* de Davidoff, module assez rare. Il faut faire quelque effort pour s'en procurer – tous les détaillants n'en vendent pas –, et le malin désir d'en exhiber la torsade. « Culebras » signifie « couleuvres »,

1. René Tostain cité par Alain Didier-Weill in *Quartier Lacan*, Paris, Champs-Flammarionin, 2004, p. 212.

« serpents », en espagnol. Ce nom qualifie la silhouette ondulée de ce cigare qui semble être passé sous les roues d'une voiture avant d'avoir été ramassé dans un fossé. Il désigne le mouvement de sa ligne en arabesque formée parfois d'une courbe, parfois de plusieurs se succédant – et la répulsion que peut éprouver toute personne observant un homme qui tient un serpent dans sa bouche et reflète la face de Méduse.

Dans le monde du cigare, le « module » désigne la forme type des cigares : diamètre, longueur, poids, éléments qui influencent la saveur et l'intensité du cigare. Si tous les cigares disponibles sur le marché sont roulés de façon rectiligne, dans une sorte de rectitude plus ou moins épaisse valant, même dans le vice tabagique, pour l'acceptation d'une certaine normalité, le *culebra* est le seul module manufacturé dans cette forme baroque. Au contraire de ce que croient certains psychanalystes, Lacan ne tordait pas ses cigares lui-même. Les fabricants comme Davidoff ou Partagas le vendent sous cette forme par fagots de trois cigares tressés et noués par deux rubans dont il faut défaire le nœud avant d'emboucher l'un des serpents. Dans sa boîte à cigares, Lacan peut contempler un brin de sa théorie des nœuds et trouver de quoi méduser son public.

Ce cigare se caractérise encore par le fait que la surface de la cape (la feuille de tabac entourant le cigare) est écrasée, à certains endroits, du fait de la torsion des feuilles. Il faut en chérir l'imperfection cabossée, la maladresse, les flétrissures, et vouloir le contraire de ce que cherche le client habituel : la régularité parfaite du module. L'un des plaisirs du *culebra* vient de ce tour joué aux normes de la fumerie rectiligne et au prestigieux Tout Parfait caractérisant le havane de luxe. Il faut vouloir porter la bizarrerie au seuil des lèvres et en tirer conséquence par un style tordu. « Laissons ça de traviole », commente Lacan [1].

Chaque fumeur de cigare se montre attaché à la forme du module qu'il exhibe devant ses yeux. Entre deux bouffées, il en contemple les détails comme ceux d'une certaine ambition de lui-même incarnée dans l'instant présent : allumer un plaisir, rêvasser, observer les volutes de fumée, savourer le caractère léger ou rassasiant d'un arôme, la puissance du tirage, la régularité de la combustion – autant d'éléments qui traduisent la sorte d'infléchissement que le fumeur reste en mesure d'apporter à son existence par le choix d'un cigare.

Le fumeur aime encore le sentiment qui résulte du choix de son module : affirmation grandiloquente du « barreau de chaise » qu'est le *double corona*, sveltesse élégante du *panatella*, accès viril aux arômes du *robusto*, bonheur en douce du *demi-tasse*... Le *culebra* se distingue par le gag formel de son irrégularité et suppose un fumeur plein d'humour. Lacan aime redoubler le tort de fumer par cet entortillement vicelard qui ajoute un sourire constant à son personnage. Le fait d'observer un *culebra* éveille tout un groupe de pensées liées au biais, à

1. In *Télévision*, Paris, Seuil, 1974, p. 64.

la déviance, au zigzag, à la fidélité pour ce qui est abîmé, écrasé, tordu, aux sinuosités de l'existence et du sexe… et à ce que chaque fumeur confond à sa fumerie en termes de méditation. Ce dernier choisit d'autant moins cette forme au hasard qu'il est, comme Lacan, un fumeur de cigare en public – catégorie particulière, différente du fumeur en club ou du fumeur solitaire qui préfère la tranquillité à toute autre condition pour déguster son module.

Au contraire de ce que l'on a dit et répété, le *culebra* exprime moins un dandysme moderne que l'antique rusticité du sarment de vigne ou de la branche d'olivier. Une légende explique l'allure mal fagotée de ce cigare par le fait que, dans les manufactures cubaines, le *torcedor* (rouleur de cigares) avait le droit de prélever de temps à autre trois cigares sur sa production. L'origine de ce module viendrait de la façon cavalière dont l'ouvrier tordait son bien pour le marquer, le distinguer des autres cigares, avant de l'emporter sans apprêt en fin de journée. Geste familier, plaisir de contrebande qui donne au cigare l'aspect d'un brandon tordu et invendable. Son goût franc est moins complexe que l'aromatique des cigares vedettes et son allumage rapide donne accès à ses arômes sans fioritures introductives. Loin de se confondre au raffinement des gants de Beau Brummell, ce cigare est le vestige d'un artisanat bucolique porteur des attributs du satyre : flûte et cornes mêlées. Car c'est le diable, notons-le bien, qui hérite des cornes et des pattes de bouc du satyre dans l'iconographie picturale.

La bizarrerie du *culebra* attire follement le regard. Le fumeur le sait et sollicite cette curiosité de façon certaine, sachant qu'il est impossible de le voir fumer sans se poser ces questions : qu'est-ce que ce truc incroyable fait dans sa bouche ? Quelle visée lubrique le fumeur a-t-il en tête pour exhiber une chose pareille entre ses lèvres ? Ce cigare satyrique complète opportunément l'attirail d'une parole luciférienne, d'un style arborant sa matérialité retorse. Loin de dissimuler son outillage rhétorique, Lacan en désigne l'artifice à l'endroit même de sa prononciation. Il ajoute sa présence originale au cercle des psychanalystes fumeurs de cigares dont Freud a inauguré l'assemblée, confondant la naissance de la psychanalyse au plaisir tabagique. Le cigare de Lacan oppose un biais plein d'esprit à celui du fondateur, toutefois. Il fait songer à cette « grande liberté d'allure » que Lacan admire chez Ferenczi et qu'il associe à une pensée non « orthodoxique »[1].

Notre intérêt pour le fumeur est le contraire d'une accusation de fumisterie. Lacan travaille beaucoup : horaires lourds, week-ends d'intense préparation de son séminaire, propension à gâcher ses vacances par des travaux rédactionnels…

Un jour, pour illustrer l'usage métaphorique du langage et distinguer le référent de la chose, Lacan montre à son public le cigare biscornu qu'il est en train de fumer en le nommant : « ça ».

1. *Le Séminaire*, livre I, *Les Écrits techniques de Freud*, texte établi par J.-A. Miller, Paris, Seuil, 1975, p. 233 (1953-1954).

« Ce que je viens de désigner comme “ça”, ça n’est pas mon cigare. Ça l’est quand je le fume, mais quand je le fume, je n’en parle pas. »

De même que le concept de chien n’aboie pas, le référent « cigare » ne se fume pas[1].

1. *Le Séminaire*, livre XVIII, *D’un discours qui ne serait pas du semblant*, texte établi par J.-A. Miller, Paris, Seuil, 2006, p. 45. Ajoutons que l’on voit Lacan fumer son *culebra* dans *Télévision* au chapitre « Racisme ». Visible sur le site UbuWeb, par exemple.

6

L'amateur de phonèmes

L'amateur de phonèmes est le personnage oratoire le plus heureux dans la voix de Lacan. Il n'attrape pas des papillons avec la gaze d'un filet, à la façon de Nabokov, mais ne se lasse jamais de pister des espèces acoustiques rares, de suivre le trajet d'entités homophoniques amusantes, d'étudier la métamorphose d'une tonalité dont l'opposition à une autre tonalité peut assombrir ou éclairer le destin d'une signification. Il n'a pas le goût d'épingler sa collecte sur la planche d'un livre, cependant, et ne le fera que de façon tardive.

L'amateur de phonèmes fait résonner les concordances et les discordances d'une langue par pur plaisir de vivre et d'être au monde. Lacan joue avec lucidité des sensations auditives de son public, se délecte à papillonner d'une inflexion à une autre, grossit les consonnes, allonge les voyelles, traîne au creux d'une syllabe avant de s'en extraire par une impulsion vocale. S'il abuse des consonances euphoniques, l'amateur de phonèmes n'oublie pas de faire des couacs et de répandre la cacophonie. Il ponctue ses phrases d'intenses soupirs et connaît plus qu'aucun autre la valeur créatrice du silence dans la perception des sonorités. Aussi joue-t-il souvent d'un reste inaudible au sein des phrases, d'une ambiguïté nocturne flottant parmi les mots diurnes. À la façon des acteurs de théâtre classique, Lacan confère à l'énonciation une puissance propre dans la formation des passions amoureuses, des conflits, dans la structure des événements.

La prononciation et l'écoute sont pour lui des jouissances inlassables. À l'âge de soixante-dix ans, il se lance dans l'étude du japonais : « … cette langue mélodieuse, merveilleuse de souplesse et d'ingéniosité… Une langue où les flexions ont ceci d'absolument merveilleux qu'elles se promènent toutes seules. Ce qu'on appelle le monème. Là, au milieu, lui, vous pouvez le changer. Vous lui foutez une prononciation chinoise… »[1]

Il est précipité de voir dans ce goût un héritage du *witz* freudien, du jeu de mots rattachant aussitôt Lacan à une filiation intellectuelle avec le maître de Vienne. C'est d'abord un plaisir sensuel pour ces phénomènes et une profonde culture poétique qui intéressent Lacan à la prononciation de la langue, à cette confusion d'être et de parler qu'il nomme le « parlêtre ». Son amitié pour les surréalistes n'est pas sans se nourrir de la théâtralité

1. *Le Séminaire*, livre XVIII, *D'un discours qui ne serait pas du semblant*, Paris, Seuil, 2007, p. 91 (1971).

sonore de leurs manifestations. Ces éléments précèdent de loin son statut d'héritier de Freud. Il faut se souvenir de la diction baroque de Salvador Dali, du jeu sonore des poèmes et du théâtre de Picasso, des redondances phonétiques d'Ubu, de l'enjeu poétique des travaux du cercle de Prague. Freud n'a rien aimé du surréalisme ni du modernisme, au contraire de Lacan. Dans les citations littéraires que fait le premier, c'est l'intuition prophétique d'une devise, la capture versifiée d'une vérité psychologique, le trésor d'un proverbe pouvant faire allusion à ses propres découvertes qui intéressent Freud. Ce dernier est beaucoup moins sonore que Lacan. À Fliess, en pleine rédaction de *L'Interprétation des rêves*, il confie : « Je me suis arrêté aux "relations tonales" avec lesquelles j'ai toujours été fâché, parce qu'il me manque ici les connaissances les plus élémentaires en raison de l'atrophie de mes perceptions sensorielles acoustiques. »[1] Au contraire, ces perceptions sont très vives chez Lacan, comme au revers de son angoisse de n'être pas entendu.

Sa passion pour la linguistique, discipline peu intéressée à la voix individuelle, n'a pas eu raison d'une jouissance de la parole qui le rattache à la culture rhétorique.

1. Freud, *Lettres à Wilhelm Fliess*, édition complète, Paris, PUF, 2006, lettre 176, p. 414. Il est encore frappant de voir dans *La Psychopathologie de la vie quotidienne* que les exemples les plus phoniques viennent non de Freud mais de Ferenczi. Voir p. 73 et suiv. dans l'édition NRF, Gallimard, Paris, « Connaissance de l'inconscient », 1997.

Lacan garde foi dans « ce merveilleux pouvoir de l'organisme de signifier profondément », selon la belle formule de Nietzsche[1]. Il ne peut envisager qu'un concept soit sans intonation, qu'une pensée ne soit pas d'abord une exclamation. Certains auteurs reprochent à Lacan le manque de place laissée aux affects dans sa théorie. Mais ses propres affects prennent toute leur place dans sa diction de la théorie et ne peuvent en être séparés. Lacan n'en cherche pas moins une formulation scientifique de la psychanalyse qui lui fait espérer beaucoup de la référence à la linguistique. Cette fidélité à deux disciplines de langage, rhétorique et linguistique, normalement exclusives l'une de l'autre, reste essentielle à Lacan. Il refuse de dissocier ces savoirs et réunit sous une même fraternité de terme, « linguiste », tout savant qui, au cours des siècles écoulés, s'est passionné pour l'étude du langage. Jusqu'à ce qu'excédé par la moue des linguistes universitaires à son égard – celle de Georges Mounin en particulier –, Lacan s'écrie, fou de colère : « La linguistique, je vais vous le dire, moi je m'en fous [éclat de rire de la salle]. Ce qui m'intéresse directement, c'est le langage… »[2] Et d'en faire tonner la verve contre les linguistes pendant tout le reste

1. Nietzsche, « De l'origine du langage », in *Rhétorique et Langage*, Chatou, Éditions de la Transparence, 2008, p. 77.

2. *D'un discours qui ne serait pas du semblant*, séance du 10 février 1971. Cette déclaration se trouve à la p. 45 du livre XVIII du séminaire qui en reprend le texte (sans faire entendre les rires qui l'accompagnent).

de la séance, révélant à quel point le ressort colérique plaît à son inspiration.

Les dernières images de *Télévision*, réalisée en 1973, retentissent de ce bonheur vocal de façon quasi testamentaire. Lacan pourrait falsifier cette archive par une sobre déclaration télévisuelle faisant oublier sa « loufoquerie » oratoire. Au lieu de poser de telle sorte en vue de sa rédemption, Lacan se met à battre la mesure des deux mains pour formuler une chute énigmatique ne laissant évidente que sa joie à en scander le rythme et l'allitération : « De ce qui perdure de perte pure à ce qui ne parie que du père au pire. » La profonde satisfaction qui se lit sur son visage est celle d'un homme ayant estampillé sa dernière image d'une jouissance du prononcé.

Ce goût de la sonorité peut donner à Lacan l'image d'un fou littéraire. Il est frappant de constater à quel point les textes d'André Breton et de Michel Foucault sur l'« homophonie scénique » de Jean-Pierre Brisset semblent décrire la façon dont Lacan théâtralise le jeu des associations et des homophonies, comme si ces dernières pouvaient transmettre la structure de l'inconscient à la façon dont la langue de Brisset communiquerait les origines de la grammaire.

Exemple de la langue de Brisset faisant songer à Lacan : « Voici les *salauds pris* ; ils sont pris dans la *sale aux pris*, dans la *salle aux prix*. Les pris étaient aussi les prisonniers que l'on devait égorger. En attendant le jour des pris, qui était aussi celui des prix, on les enfermait dans une *salle*, une *eau salle*, où on leur jetait des *saloperies*. Là on les insultait, on les appelait *salauds*. Le pris avait du prix. On le dévorait et, pour tendre un piège, on offrait du pris et du prix. C'est duperie, répondait le sage, n'accepte pas de prix, Ô homme, c'est duperie. »[1]

Lacan nomme ce délire « dérive du signifiant » et en imite les bribes par sa façon de poétiser la théorie dans le langage insensé de l'inconscient. Dans ses derniers séminaires, ses propres excès néologiques et son goût des jeux de mots donnent parfois une apparence délirante qui ne semble plus imiter mais être elle-même contaminée par cette dérive, ce « cancer verbal du néologisme »[2].

1. Cité par Michel Foucault, « Sept propos sur le septième ange », *Dits et écrits I, 1954-1975*, Paris, Gallimard, « Quarto », 2001, p. 886.

2. Jacques Lacan, *Écrits*, Paris, Seuil, 1966, p. 167.

7

Le vociférateur

Le vociférateur, Grand Maître de l'Effet d'Annonce, est un personnage déjà rencontré. Il relance l'attention de son auditoire par des hurlements grandioses sur de modestes locutions : « Néanmoins… », « Et pourtant… », « En effet… », « Ainsi… »[1] Le vociférateur triche avec le protocole scientifique dont il se réclame : au lieu de faire de la confirmation raisonnée d'une hypothèse l'essentiel de son propos, il met toute son autorité dans le faste d'un truc d'illusionniste : intensifier de façon paroxystique une béquille grammaticale laissant croire à l'auditeur qu'il a dû rater une phase cruciale du raisonnement, car au moment de ce formidable barouf sonnant le passage d'une étape le public cherche en vain l'élément de résolution faisant foi pour un tel événement.

1. Par exemple : séance du 12 décembre 1972 du séminaire *Encore*.

Dans une version favorable, le vociférateur est un pédagogue averti : la colère d'une voix surmoïque hurlant à propos de n'importe quoi réveille opportunément le public assoupi. La fonction paternelle décline en Occident. Il importe d'en rétablir le ton et la fermeté. C'est encore un maître zen flanquant une volée sonore au disciple, jouant d'un effet de scansion en guise de coup de bâton.

Un regard moins complaisant verra une dérive autoritaire dans cette façon de tromper le doute et l'errance par du beuglement. Effet désolant, elle fige le public en foule par l'intensité martiale de cet accent porté sur n'importe quel mot. La toute-puissance de la voix du maître s'y donne libre cours au lieu que ce dernier montre l'exemple du renoncement au déchaînement pulsionnel – condition de la civilisation selon Freud. La voix tonnante du vociférateur donne l'ordre d'écouter et d'obéir, seulement, « … sans plus d'autorité que d'être la grosse voix »[1]. Elle ne construit plus des rapports d'idées plus ou moins intéressants au sein d'une aventure de pensée librement suivie mais inflige la dureté d'un rapport de force contre la possibilité de douter du propos du maître. Au lieu d'être révélé par un silence, le vide théorique est masqué par l'explosion d'un boucan. Dans les années soixante-dix, Lacan se livrera plus souvent à ces phases de martèlement sonore. Il éructe des énoncés entiers dans un visage durci par la sévérité et la colère, libérant la noirceur dévorante

1. Jacques Lacan, *Écrits*, Paris, Seuil, 1966, p. 684.

qui habite la voix du maître quand ce dernier s'abandonne à la tyrannie. Il est facile d'imaginer avec quelle évidence certains prirent congé de ces sonorités martiales, fuyant l'obéissance qui naît d'une telle écoute et l'« image du Punisseur » que Lacan a si bien décrite comme retentissant chez l'enfant « plus loin qu'aucun sévice »[1]. De même, la longueur excessive de certains silences de Lacan peut être rapportée à cette toute-puissance exercée sur l'auditoire contraint à une attente démesurée[2]. À tout moment, la vocalisation qui dynamise la pensée contre la froideur logique peut détruire la vitalité de son ressort par une outrance mortifère. L'« éthique de la voix » est trahie dès lors que la jouissance de l'objet-voix se déchaîne hors du *logos* : cri suraigu de la diva, chant mortel de la Sirène, beuglement du tyran[3]... C'est bien à cette éthique que Lacan porte atteinte quand le sens de son propos est écrasé par ces vociférations.

Dans ses reproches, néanmoins, l'auditoire est rarement conscient que ce qu'il dénonce chez l'orateur prend parfois source dans la présence du public lui-même. La tension que créent les centaines de regards qui scrutent,

1. Jacques Lacan, *Écrits*, Paris, Seuil, 1966, p. 104.

2. Paul Ricœur reprochait à la parole de Lacan d'être « perversement suspensive ». Cité par Élisabeth Roudinesco, *Histoire de la psychanalyse en France*, Paris, Fayard, 1994, tome 2, p. 400.

3. Michel Poizat, *Vox populi, vox Dei. Voix et pouvoir*, Paris, Métailié, 2001, p. 134.

évaluent, fomentent la rumeur, la tension émanant des sentiments partagés d'admiration et de rejet de la foule, peut engendrer à son insu un raffermissement défensif et caricatural du ton de l'oratcur. Ces tensions appellent encore le recours préventif à des coquetteries vestimentaires ou à un protocole de caprices – grigris opposés aux forces menaçantes qui, mêlées au succès, en détruisent souvent le bénéfice : « vêtements extravagants confectionnés selon ses directives : fourrures, costumes en tissu rare, cols durs sans rabats ou cols contournés, lavallières, chaussures faites sur mesure et dans des peaux inattendues... »[1] De nombreux témoignages d'écrivains et d'artistes corroborent la violence de ces processus. De même, le geste intrusif d'une assemblée qui s'autorise sans vergogne à installer des dizaines de micros et poser des dizaines de magnétophones autour de lui ne saurait être sans conséquence pour l'orateur. Être enregistré suffit à transformer n'importe quel individu de façon incontrôlable. Quiconque a l'ambition d'une œuvre littéraire, artistique ou scientifique peut se sentir tout à coup incapable de rendre compte, même à ses propres yeux, des métamorphoses que lui fait subir la plus large reconnaissance.

1. Élisabeth Roudinesco, « La liste de Lacan. Inventaire de choses disparues », *Revue de la BNF*, 14, 2003. Repris dans Éric Marty (coll.), *Lacan et la littérature*, Paris, Manucius, « Le marteau sans maître », 2005.

L'anobli-par-lui-même

L'anobli-par-lui-même – ou encore le marquis – témoigne d'une appartenance aristocratique dans la voix de Lacan. L'accession au titre seigneurial s'effectue par morgue abondante. L'anobli-par-lui-même produit des accents hautains comme quartiers de noblesse.

« Je vais vous conter une petite histoire », propose Lacan à son auditoire le 27 janvier 1954. Afin d'illustrer le phénomène de la « reconnaissance » dans le travail analytique, le psychanalyste rapporte qu'un matin, se réveillant dans la chambre de sa maison de campagne, il remarque dans les franges du rideau de cette chambre « le profil d'un visage, à la fois aigu, caricatural et vieillot, qui pour moi représente vaguement le style d'une figure de marquis du XVIIIe siècle. Voilà une de ces fabulations toutes niaises auxquelles se livre l'esprit au réveil [...] Les niaiseries – marquis du XVIIIe siècle, etc. – jouent là un rôle très important, car si je n'avais pas un certain nombre de fantasmes sur le sujet de ce que représente le profil, je ne l'aurais pas reconnu dans la frange de mon rideau »[1].

« La loi du langage, écrit Proust, c'est qu'on s'exprime toujours comme les gens de sa classe mentale et non de sa caste d'origine. »[2] La voix de l'anobli-par-lui-même n'est

1. *Le Séminaire*, livre I, *Les Écrits techniques de Freud*, texte établi par J.-A. Miller, Paris, Seuil, 1975, p. 45-46.

2. Cité par Gilles Deleuze, *Proust et les signes*, Paris, PUF, « Quadrige », 1964, p. 102.

pas sans rapport avec la fameuse affirmation de Lacan selon laquelle l'analyste s'autorise de lui-même (« et de quelques autres », ajoutera-t-il plus tard). En tout état de cause, Lacan communique parfois ses recherches d'une manière si infatuée qu'on croirait son auditoire vautré dans une causeuse rocaille.

Le marquis est inséparable du soûlard, figure étonnante qui vient comme un cheveu sur la soupe parasiter la fin de certaines phrases de l'anobli-par-lui-même quand ce dernier vocifère sans grâce contre un ennemi. L'affectation de Lacan se convertit alors en une grogne d'avant crachat, le psychanalyste raclant dans sa gorge tout ce que sa voix peut trouver d'accents glaireux pour en maculer l'adversaire. Le mépris avec lequel l'anobli-par-lui-même condamne une idéologie, un collègue ou une institution épaissit sa diction en une pâte grossière monologuée à voix basse qui donne l'impression que Lacan dégobille ses idées[1].

La glousseuse

Si le soûlard représente une inflexion vers le bas dans la voix du marquis, la glousseuse amorce une inflexion vers le haut. C'est une vocalisation suraiguë de moquerie, une

1. Par exemple, *L'Envers de la psychanalyse*, séance du 17 décembre 1969. Mêmes accents dans la séance du 18 mars 1970.

voix poussant un commentaire mondain en plein séminaire, quand bon lui chante, en se servant de la voix de Lacan. Ce dernier laisse cette figure glousser dans sa gorge quand il discrédite une idée non en la discutant, mais en la dévoyant par cette voix mondaine hystérique qui, reprenant cette idée à son compte, la disqualifie aussitôt. Toute idée connotant l'Ancien Régime par ce ton minaudant est indéfendable en France républicaine. Personne ne veut identifier son point de vue au miaulement précieux d'une aristocrate ou à celui d'une grande bourgeoise contemporaine. S'il veut tordre le cou à une conception, Lacan la travestit en voix prétentieuse d'idiote promise à la guillotine. Façon de trancher – et phénomène rare dans le registre oratoire d'un savant –, la glousseuse capte le registre le plus aigu de la tessiture lacanienne.

En 1969, à Vincennes, la glousseuse vexe un opposant de la salle en reprenant l'une de ses mâles idées révolutionnaires avec un accent de folle mondanité. Par ce moyen, la voix aiguë de Lacan invertit à la fois le sexe de l'opposant et son appartenance au peuple du pavé. Le révolté mâle se retrouve métamorphosé en aristocrate entichée de propos révolutionnaires. Piqué au vif, le camarade proteste : « On ne se moque pas des gens quand ils posent une question. On ne prend pas une petite voix comme tu l'as déjà fait à trois reprises. »[1]

1. Propos reproduit dans le *Magazine littéraire*, « Spécial Lacan », n° 121, février 1977.

En 1971, la glousseuse commente la colère de Lacan à l'égard des linguistes. Le psychanalyste estime que, jusque dans le nombre de postes universitaires qui lui est attribué, la linguistique doit beaucoup à l'intérêt que Lacan lui porte dans sa théorie. Or – ingratitude ! – certains linguistes trouvent que cet intérêt de Lacan pour la linguistique est celui d'un ignorant : « Eh bien, ce n'est déjà pas si mal ! » s'exclame la voix suraiguë de la glousseuse – et ce timbre inattendu fait s'esclaffer le public qui entend les éléments de cette controverse dans une sonorité qui en ridiculise les interlocuteurs[1].

Une dernière fois, pendant *Télévision*, archive de la dernière apparition audiovisuelle de Lacan, la glousseuse s'invite sans aucun égard pour le protocole de présentation d'un grand homme appartenant à l'histoire des idées. Dans la seconde partie de l'émission, Lacan affirme que ce n'est qu'au prix d'une mascarade consentie que chaque femme permet au fantasme d'un homme de trouver son heure de vérité, jusqu'au ratage sexuel « réglé comme papier à musique ». Cette concession qu'une femme assume par amour pour un homme, poursuit Lacan, consiste à coller au fantasme de ce dernier pour lui donner un semblant de réalisation. Mais la voix de Lacan accroche tout à coup une voix de crâne et miaule follement que cette mascarade n'est pas ce « mensonge » que, par ingratitude, on prête aux femmes, imitant une voix

1. *D'un discours qui ne serait pas du semblant*, séance du 10 février 1971, 42 min 05 s.

mondaine se piquant de psychologie féminine dans un salon[1]. Puis, quittant cette folle féminité, il retrouve son registre médium masculin et continue comme si de rien n'était.

Du soûlard à la glousseuse, nous voyons la diversité des alliances que Lacan passe dans sa voix en écho à la diversité des soutiens qu'il sollicita des sphères du Vatican jusqu'à celles du parti communiste. Les modulations carnavalesques de sa voix traversent sans transition les catégories sociales et les sexes.

Le dresseur de puces

Le dresseur de puces revient souvent dans l'œuvre de Lacan. C'est un comique animalier. Il se présente à son public accompagné d'une bestiole abêtissant son propos.

C'est l'empressement d'un raton laveur conditionné par la visée neurobiologique à se diriger « vers son garde-manger quand on lui présente la carte où peut se lire son menu ». C'est le « chien ficelé sur une table » de Pavlov, la preuve par la « méduse » de la théorie des stades, l'« image du *moi* dans la crevette », l'exploitation marxiste « de l'hirondelle par l'hirondelle », ces couples d'animaux

1. Le passage correspond à la page 64 du texte de *Télévision*, Paris, Seuil, 1974. Le film est consultable en ligne sur le site UbuWeb, notamment. La glousseuse s'entend dans la seconde partie, au chapitre « Que puis-je savoir ? Que dois-je faire ? Que puis-je espérer ? ».

qui copulent si rarement qu'on a la preuve, grâce à eux, que la copulation « est peu dans les intentions de la nature ». Ou ces daphnies ayant « la curieuse habitude… de se tamponner le coquillard avec de menus grains de sable » au moment de leurs métamorphoses. Ou « les petites bêtes qui participent » à la corrida. « Elles ne sont pas, vous le savez, complètement inoffensives. »[1]

Chaque fois, l'animal joue le rôle d'un cobaye impavide et névrotique supportant jusqu'au burlesque le délire qu'un savant lui demande de confirmer par son comportement. Comme il se doit au cirque ou au music-hall, Lacan assume avec le plus digne sérieux la présentation de ses camarades de parade et le rôle absurde qu'il leur fait jouer. Puis il poursuit son propos sans changer de voix.

En 1970, au début d'une séance, le public gêné entend le sifflotement d'un individu qui, passant dans le couloir, parasite de façon insolente le séminaire en cours. Lacan laisse filer de longues secondes de silence comme s'il prenait plaisir à ces modulations sonores. Puis il interroge avec délicatesse : « C'est un oiseau ? »[2]

Le dresseur de puces ajoute une variante sympathique au registre menaçant du Grand Sardonique. Ces deux personnages assurent de nombreuses scènes comiques qui

1. Successivement : *Écrits*, Paris, Seuil, 1966, p. 262, 273, 277. *L'Envers de la psychanalyse*, séance du 18 mars 1970 ; *L'Angoisse*, séance du 5 juin 1963 ; *Les Écrits techniques de Freud*, séance du 2 juin 1954.

2. *L'Envers de la psychanalyse*, séance du 8 avril 1970.

font se réjouir d'être au séminaire en dépit de la vision tragique que Lacan propage sous les thèmes du « manque à être » et de la « néantisation symbolique » de la réalité.

Le pickpocket

Le pickpocket – ou l'escamoteur – est un autre personnage heureux dans la voix de Lacan. Il apparaît dans le sillage de l'amateur de phonèmes et se confond avec lui. Le pickpocket se reconnaît à son élégante façon de dérober au passage un sens reposant bourgeoisement dans la poche d'une honnête phrase. Il apparaît dans *Télévision* pour commenter la phrase de Boileau : « Ce qui se pense bien s'énonce clairement. » Lacan interprète cet adage comme « un mot d'esprit à qui personne *ne voit que du feu* ». En quelque sorte, un pickpocket commente la technique d'un confrère. En 1969, Lacan disait déjà de Freud « qu'on peut le lire et n'y voir que du feu »[1]. Dans ce passage de *Télévision*, le vocabulaire de Lacan connote le style du monte-en-l'air, la sève inspiratrice de celui pour qui l'occasion fait le larron : « … moins de jouer du *bon heur* de lalangue que d'en suivre la *monte* dans le langage ». Il poursuit avec une gouaille de cour des Miracles : « L'interprétation doit être preste… » Cette devise est formulée avec une voix pleine de désir pour la

1. *Le Séminaire*, livre XVI, *D'un Autre à l'autre*, texte établi par J.-A. Miller, Paris, Seuil, 2006, p. 218.

promptitude et l'adresse propres à l'écoute analytique. Lacan précise qu'il ne s'agit pas de « piquer dans le sens » mais de « le raser d'aussi près qu'il se peut... », de jouer sur son équivoque[1]. Son geste en rase-mottes soutient cette distinction. Puis vient l'énoncé final et la jouissance avec laquelle le pickpocket va d'une sonorité à une autre comme on se faufile dans la foule et les conversations, escamotant dans le langage un portefeuille, une monnaie, une lettre... Instance de la lettre, oui, mais de la lettre volée. Signifiant escamoté au signifié.

Comme le pickpocket, le psychanalyste reste impassible lorsqu'il saisit quelque chose dans le propos de son patient. Ce dernier constate, plus tard, une fois la séance terminée, qu'il manque quelque chose à ce qu'il a dit. En général, le psychanalyste est loin. Et il a gardé l'argent.

Entre le début d'une séance du séminaire et son milieu, l'auditoire de Lacan semble changer de composition. D'un public perçu dans sa qualité sociale (analysants, analystes, philosophes, écrivains, etc.) et accueilli avec convivialité, Lacan semble se tourner vers un public plus fondamental, s'adresser aux interlocuteurs sous-jacents à son œuvre. Le regard du psychanalyste change, son visage se tend, sa voix devient plus sévère et nous entendons y passer tous les personnages qu'il devient ou interpelle dans son univers de théorisation : fils de la sourde, dres-

1. *Télévision*, Paris, Seuil, 1974, p. 40.

seur de puces, vociférateur, glousseuse, Grand Sardonique, escamoteur...

L'expérience du séminaire va tenir à la façon dont chaque auditeur entend ces voix hétérogènes et non séparables dans la voix de Lacan. Ces voix, c'est-à-dire ces forces ou affects que je désigne comme personnages oratoires lorsqu'elles viennent moduler la voix de Lacan et le caractère de sa présence, sont autant de vecteurs de sa pensée. Dans le public, chacun est embarqué par les métamorphoses du psychanalyste. Pour certains, le climat du séminaire et le style de Lacan donnent envie de rester au plus près de sa personne. Pour d'autres, ce seront des raisons évidentes de s'enfuir. Souvent, un individu fera ces deux expériences au cours de sa vie. Cet antagonisme se dissimule encore à la tribune : si Lacan délivre son enseignement de façon quasi hebdomadaire pendant plus de vingt-cinq ans, la sténotypiste qui saisit son propos à ses côtés pendant douze ans – jeune femme appelée à devenir elle-même psychanalyste – profite des longs silences de Lacan pour observer la consternante assemblée qui, à ses yeux, écoute ce verbiage avec trop de fascination. Sans doute est-il pénible, en effet, de supporter un couple quand on se trouve pendant tant d'années au milieu de ses ébats, dans les draps mêmes de l'échange amoureux entre public et orateur, sans être ni l'un ni l'autre. Un sentiment d'obscénité peut saisir le tiers qui ne se sent pas de la partie.

Le prestige de Lacan intensifie les effets de sa parole comme si toute pause ou allusion de sa part ne pouvait être que saturée de sens à qui sait y prêter l'oreille. Chaque auditeur veut alors faire partie de la communauté qui paraît comprendre et coller à ses réactions. Dans certaines séances, à force de silences et d'énigmes du Grand Maître de l'Effet d'Annonce, l'auditoire reste captif d'un sentiment d'imminence jamais couronné ; une nouvelle pause commence et, tout à coup, Lacan fait une petite blague ou éclaire une allusion. Alors l'auditoire exulte littéralement de compréhension à l'écoute de ce menu fretin théorique prononcé avec emphase[1]. De quoi être consterné, peut-être. Maria Pierrakos reconnaît avoir aussi observé en Lacan un chercheur authentique mettant à l'épreuve de son public d'audacieuses hypothèses de pensée, aussi complexes soient-elles[2].

1. Séminaire RSI, séance du 19 novembre 1974, par exemple, où le vociférateur, Grand Maître de l'Effet d'Annonce, est très présent.

2. Maria Pierrakos, *La « Tapeuse » de Lacan, souvenirs d'une sténotypiste fâchée, réflexions d'une psychanalyste navrée*, Paris, L'Harmattan, 2003.

8

Le « charisme » de Lacan

D'année en année, le public qui se presse de plus en plus nombreux à cet enseignement trouve grand intérêt à entendre Lacan. L'intensité, l'originalité de son commentaire de Freud, la somme des thèmes brassés par sa démarche refondatrice à large spectre philosophique passionnent bien au-delà des cercles de la psychanalyse. Toutes les époques ne jouissent pas du sentiment avec lequel cet auditoire vient au séminaire : celui d'assister en chair et en os à un moment de l'histoire de la pensée, à la manifestation d'un maître, à une théâtralité magistrale. Un sentiment pionnier réunit ses premiers publics. Avant de devenir un jour un des plus vifs critiques de Lacan par la publication de *L'Anti-Œdipe*, écrit avec Gilles Deleuze, Félix Guattari est un lacanien enthousiaste et « Lacan » est même devenu son surnom tellement Guattari accable ses proches en parlant sans cesse du psychanalyste. Lorsque Guattari persuade un des ses amis, étudiant en philosophie, de venir au séminaire en 1956, celui-ci se montre à son tour galvanisé : « Là j'ai réellement été impressionné parce que j'ai entendu quelqu'un qui tranchait complètement par rapport aux professeurs de la Sorbonne que je connaissais et qui n'étaient pas rien : Vladimir Jankélévitch, Jean Wahl, Ferdinand Alquié... »[1]

Ce phénomène se répète pour bien d'autres visiteurs de cette période, celle du premier Lacan, maître enjoué de Sainte-Anne et vent de liberté pour son auditoire. Aucun enregistrement ne permet d'entendre la voix de cet homme jeune, joyeux, élégant, encore éloigné de la foule et des mathèmes, que Wladimir Granoff décrit alors comme « suprêmement séduisant »[2].

Des années plus tard, en 1964, lorsqu'elle découvre le séminaire, Michèle Montrelay ressent « une puissance de vie, d'action... Et puis, il faut bien le dire, ce qu'on appelle le "génie", ce *daimon*, ce souffle qui le dépassait, qui traversait sa parole »[3].

Lacan avait lui-même découvert au séminaire d'Alexandre Kojève consacré à la phénoménologie de Hegel quel événement peut devenir un enseignement

1. Claude Vivien cité par François Dosse, *Gilles Deleuze, Félix Guattari, biographie croisée*, Paris, La Découverte, 2007, p. 53. Sur Félix Guattari, *ibid.*, p. 51.

2. *In* Alain Didier-Weill, *Quartier Lacan*, Paris, Champs-Flammarion, 2004, p. 52.

3. *Ibid.*, p. 184.

oral lorsqu'il est animé par une grande personnalité du savoir. Cette aura d'une voix savante ne peut être restituée par une publication écrite. Pour l'avoir éprouvé avec d'autres, Lacan sait qu'un enseignement de cette sorte n'en constitue pas moins une œuvre véritable et qu'un public cultivé, même restreint, peut lui conférer ce statut dans la mémoire collective.

« Plût au ciel que les écrits restassent, comme c'est plutôt le cas des paroles : car de celles-ci la dette ineffaçable du moins féconde nos actes par ses transferts. »[1]

À la façon dont un peintre ou un écrivain met ses pas dans la forme emblématique d'un prédécesseur afin d'entamer sa propre aventure formelle, Lacan reprend la dramaturgie pédagogique de Kojève et entreprend une œuvre de pensée appuyée sur le commentaire du texte freudien. Autant qu'il est possible d'en juger, le style de parole de Lacan diffère néanmoins de celui de son maître. La manière dont Raymond Aron évoque dans ses *Mémoires* une « virtuosité dialectique » de Kojève qui n'a « rien à voir avec l'éloquence » montre que Lacan ne s'est pas contenté de plagier le style du philosophe. De même, Dominique Auffret décrit le charme puissant de Kojève, alliance de rigueur et de gaieté exprimée dans « une langue volontairement populaire, d'une grande simplicité... », au fil d'un « débit rapide... ». Le philosophe est « pris dans une grande maîtrise de l'argumentation. Il n'y a pas dans la parole de Kojève de parenthèses. Il est tout

1. Jacques Lacan, *Écrits*, Paris, Seuil, 1966, p. 27.

à fait étranger à cela, rien comme une longueur qui puisse miner son discours… »[1]. Lacan improvise à un tout autre rythme, dans une langue redondante et affectée, ouvrant de grands vides au sein d'une parole qui évite la précipitation logique : « … l'esprit est trop prompt pour n'être pas leurré. »[2]

Si Kojève professe devant un public aussi prestigieux que restreint, Lacan laisse son auditoire se multiplier d'année en année, attirant vers sa personne et son école une importante communauté de disciples faisant du séminaire une des scènes majeures de l'ère structuraliste.

La sociologie reconnaît ne pas bien définir la notion de « charisme » que Max Weber a mise en circulation pour théoriser l'une des formes de domination à l'œuvre dans les sociétés. Pour ce dernier, le pouvoir charismatique est moins saisissable par des causes repérables chez un individu qu'à ses effets d'emprise sur une communauté. Le charisme est moins l'attribut de ce personnage que le pouvoir que ses disciples lui confèrent par leur perception. En raison d'une qualité de présence, d'autorité, de charme, d'une force de caractère ressentie comme extraordinaire, un individu exerce un pouvoir d'attraction aussi flagrant que mystérieux à analyser. La séduction qu'un groupe

1. Dominique Auffret, *Alexandre Kojève. La philosophie, l'État, la fin de l'Histoire*, Paris, Grasset, 1990, p. 240. Raymond Aron, *Mémoires*, Paris, Julliard, 1983, p. 94.

2. Jacques Lacan, *Écrits*, Paris, Seuil, 1966, p. 790.

éprouve pour une grande personnalité, le dévouement que cet individu suscite jusqu'à l'aliénation et au culte signent cette effectivité du charisme.

Lorsqu'il se rend au séminaire de Lacan, Claude Lévi-Strauss a le sentiment de prolonger son expérience du terrain chamanistique :

> « Ce qui était frappant, c'était cette espèce de rayonnement qui émanait à la fois de la personne physique de Lacan, de sa diction, de ses gestes. J'ai vu fonctionner pas mal de chamans dans des sociétés exotiques. Et je retrouvais là une sorte d'équivalent de la puissance chamanistique. »[1]

Pour sa part, Wladimir Granoff dénonce dans le charisme une notion « ignominieuse ». Ce concept « odieux » ne fait que cultiver et trahir l'ignorance dans laquelle nous entretenons nos modes d'investissement des objets. En matière de transmission du savoir, par exemple, Granoff distingue le « professeur » qui se contente de faire cours d'une année sur l'autre sans passion et l'« enseignant », nom qu'il donne à celui qui transmet avec sa parole la force du désir et des affects qui attachent cet « enseignant » à son objet d'enseignement. Pour Granoff, la notion de charisme sacralise dans un aveuglement méprisable la manière dont ce désir et ses affects habitent la voix, les gestes de l'orateur et en singu-

1. Cité par Élisabeth Roudinesco, *Histoire de la psychanalyse en France*, Paris, Fayard, 1994, tome 2, p. 371.

larisent l'expression d'une façon captivante pour son public[1].

Les musiciens auraient naturellement leur mot à dire en matière d'écoute extatique tant l'expérience musicale concerne la puissance du sonore œuvrant sous le langage parlé. « Foucault [...] me disait combien pour lui, Lacan était une musique, qu'il fallait l'entendre ou l'écouter pour entrer avec facilité dans le déroulement de son discours. »[2]

Les techniques oratoires et celles de l'art dramatique ajoutent que de simples mécanismes d'alternance entre parole et silence, gestes et immobilité, captivent l'attention. Les ruptures de rythme (parler vite, s'arrêter, accélérer, ralentir) et les ruptures de ton (passer d'un sentiment à un autre) aimantent l'écoute. Lacan ne cesse d'agir avec ces modulations d'autant plus saisissantes qu'elles correspondent à des intensités authentiques de sa pensée, à des saisissements intimes qu'il se donne la peine de vocaliser en public, dans une expressivité captivante pour les uns, repoussante pour ceux qui refusent de s'abandonner au plaisir autohypnotique sans lequel la séduction oratoire ne peut sans doute s'exercer.

L'un des éléments d'influence de l'orateur tient encore à un phénomène intensifié par le fait d'écouter en position

1. Wladimir Granoff *in* Alain Didier-Weill, *Quartier Lacan*, Paris, Champs-Flammarion, 2004, p. 67.

2. Témoignage de Francine Pariente à propos de Michel Foucault paru dans la revue *Le Nouvel Âne*, n° 8, février 2008, p. 49.

immobile qui redouble la passivité d'entendre. Quand une prise de parole dure au-delà de quelques minutes face à un public passif, celui qui écoute avec attention se retrouve dans l'état de celui qui parle. Le désir, la force qui saisissent l'orateur et conduisent ses intonations saisissent à son tour l'auditoire. Le plaisir de l'orateur, sa fatigue, sa joie, sa colère deviennent les sentiments qu'éprouve ce public avec approbation ou rejet. L'auditoire manque de l'air que l'orateur ne prend pas si ce dernier respire mal pendant son discours, souffre de l'absence ou de l'excès de ses mouvements. La voix de l'orateur et son comportement visible transmettent au corps de l'auditeur la configuration même de ce qui le meut. La force qui l'oblige à parler oblige son public à penser comme lui. Dans son immobilité apparente, celui-ci incorpore ces impacts dont la prégnance varie selon les individus mais qui, peu à peu, agrège le public en une expérience commune.

Dans l'idéal, la limitation à ces phénomènes d'emprise peut s'exercer des deux côtés de la tribune : limite que l'orateur impose à des manigances séductrices dont il perçoit l'impact sur le public au-delà du raisonnable ; limite aux excès d'allégeance que s'impose l'auditoire en dépit de son bonheur d'écoute et de proximité.

Dans la réalité, cette tempérance est à l'épreuve de la difficulté, pour l'orateur, d'échapper aux forces qui l'habitent à son insu et le contraignent à revenir devant son public dans le même dessein, la même violence d'affects, et de la difficulté pour l'auditeur de résister aux phénomènes d'identification et de transferts dont Lacan a notamment parlé au titre du « sujet supposé savoir », autre nom de l'analyste dans le dispositif de la cure. Des deux côtés du pupitre, chacun est aux prises avec une frontière dont le tracé n'est pas le même pour chaque individu. Le sentiment de séduire et d'être séduit au-delà des nécessités pédagogiques ne touche pas toujours l'orateur et le public à la même occasion. Chaque auditeur doit retrouver l'espace de délibération qui le fait rester sur sa chaise en guise d'approbation pour un style excessif dont il pense discriminer le bénéfice en toute lucidité ou se lever en signe de rupture avec des menées fusionnelles dont la conséquence politique n'est pas tolérable.

Dans sa conférence de Louvain et à bien d'autres reprises, Lacan a dénoncé sous le nom de « prêcherie politique » le danger de fascination qu'exerce le discours totalisant sur l'être humain, la fascination pour le sens englobant, le haussement de ton qu'accompagne la revendication politique des plus larges espérances en dépit du désastre historique qui, souvent, résulte de ces promesses grandioses. Cela n'empêche pas Lacan de faire rêver lui-même son public à une nouvelle théorie psychanalytique englobant tous les aspects de la vie : amour, langage, religion, littérature, politique, esthétique... Cela ne l'empêche pas, à certains moments, de structurer par sa voix une communauté charismatique. Cette situation d'un homme de savoir qui analyse des effets d'emprise par une parole semblant parfois l'exemple même de ce qu'il dénonce n'est pas propre à Lacan.

« Il y avait là un monsieur qui avait un immense charisme, qui était beau, jeune, décontracté [...] et qui avait un don de parole [...] qui séduisait tout le monde [...] avec cette façon très subtile et intelligente de maintenir son auditoire dans le sentiment qu'ils étaient des initiés, fondateurs d'une nouvelle religion en train d'écouter le prophète leur dispenser la bonne parole. » Le même témoin précise que « c'était un être très généreux, séduisant et charismatique, et en même temps épouvantable dans certaines relations professionnelles ».

Dans une conférence, Nathalie Heinich vient d'évoquer la figure de Pierre Bourdieu, auprès de qui elle a commencé sa carrière de sociologue avant de prendre ses distances avec ce maître[1].

Dans son essai sur le « phénomène Bourdieu », elle insiste sur les apports novateurs de Bourdieu à la sociologie et sur son ambition de donner à cette discipline un statut scientifique. Elle ajoute qu'en s'intéressant à de nombreux thèmes liés à l'art et à la culture Bourdieu a beaucoup contribué à l'extraordinaire inventivité de son domaine de recherche ainsi qu'à la manière dont il « a pu se trouver en phase avec son époque, et la façon dont son époque l'a accueilli et l'a grandi de façon spectaculaire ». Ces éléments semblent décrire en même temps le phéno-

1. Nathalie Heinich, « Conférence d'Agora », 19 septembre 2008, à propos de son livre *Pourquoi Bourdieu*, Paris, Gallimard, coll. « Le Débat », 2007. Le texte de cette conférence est consultable en ligne : www.agorange.net/Conf_Heinich.pdf.

mène lacanien. De même, la structure de la relation prophétique, organisatrice du petit groupe d'adeptes autour d'un maître charismatique élargissant peu à peu son auditoire à des non-initiés, est un élément concernant directement la dimension de ce phénomène.

Les détails qu'elle énumère quant au bonheur de travailler avec Bourdieu et à la façon dont, ensuite, les rapports avec lui se délitent rappellent ce qui a existé entre Lacan et ses disciples. Son analyse des éléments de sidération, de radicalisation et d'obscurité engendrés par la forme du discours de Bourdieu font immanquablement penser à l'obscurité et à la radicalité stupéfiante des énoncés lacaniens[1]. Il n'est pas jusqu'au style même de Bourdieu qui, dans sa description – « phrases très longues, syntaxe très complexe, vocabulaire riche en néologismes » –, ne rappelle les reproches faits au style de Lacan et au mimétisme qu'il a engendré chez ses disciples. « Les bourdieusiens écrivent comme Bourdieu : il y a un mimétisme dont j'ai moi-même été victime. »

Dans ce qu'elle appelle la « tristesse du roi », Nathalie Heinich fait songer à la lassitude du maître de la rue de Lille au faîte de la reconnaissance, à son « épreuve de la grandeur ». Elle ajoute : « On avait parfois l'impression qu'il considérait ceux qui étaient avec lui comme des imbéciles – d'où l'impression d'immense solitude qui émanait de lui. » Cette observation à l'égard de Bourdieu

1. Nathalie Heinich, *Pourquoi Bourdieu*, Paris, Gallimard, coll. « Le Débat », 2007, p. 160 et suiv.

semble écrite pour Lacan qui, dans *Télévision*, déclare « parler pour que des idiots me comprennent »[1].

Nathalie Heinich évoque ces analogies entre Bourdieu et Lacan et précise qu'en 1976 la parution du livre de François Roustang, *Un destin si funeste*, consacré aux rapports entre maître et disciples dans le milieu psychanalytique, a favorisé une prise de conscience du phénomène sectaire parmi certains collaborateurs de Bourdieu.

La prise de distance de l'ancien disciple avec le maître éveille en retour une critique de son influence comme tyrannie. Si Nathalie Heinich pense raisonnable d'évoquer les analyses philologiques de Victor Klemperer, observateur de la langue nazie, comme l'un des outils pour décrire les phénomènes de langue participant au processus sectaire, y compris celui autour de Bourdieu, Jacques Nassif, ancien proche de Lacan, déclare à propos de ce dernier qu'il a recouru « aux recettes les plus éhontées du "*Führer*" »[2].

Il n'est sans doute pas utile d'offenser à ce point la mémoire de Lacan pour nommer les dysfonctionnements institutionnels et la dérive autocratique qui ont marqué

1. Nathalie Heinich, *Pourquoi Bourdieu*, Paris, Gallimard, coll. « Le Débat », 2007, p. 26. Et Lacan, *Télévision*, Paris, Seuil, 1974, p. 9.

2. Jacques Nassif, *L'Écrit, la voix : fonctions et champ de la voix en psychanalyse*, Paris, Aubier, 2004, p. 34. Victor Klemperer, *LTI. La langue du Troisième Reich*, Paris, Pocket, 1998. Dans sa conférence, Nathalie Heinich reconnaît le caractère provocant de sa référence à Klemperer, également cité dans *Pourquoi Bourdieu*, p. 31.

l'histoire de son école. Michel Foucault, peu susceptible d'indulgence pour Lacan comme pour la psychanalyse, refusait de le nommer dans les termes de la terreur :

> « Ceux qui l'écoutaient voulaient précisément l'écouter. Il ne terrorisait que ceux qui avaient peur. L'influence que l'on exerce ne peut jamais être un pouvoir que l'on impose. »[1]

1. Michel Foucault, *Dits et écrits II, 1976-1988*, Paris, Gallimard, « Quarto », 2001, p. 1024.

SECONDE PARTIE

Les silences contre la précipitation

1

L'étrange rareté du thème de la voix dans la théorie de Lacan

Le 22 mai 1963, Lacan débute une séance du séminaire *L'Angoisse* consacrée à la voix. Il en reprend le thème dans sa séance du 5 juin 1963.

Ce sera tout.

En un quart de siècle, trois heures spécifiques, seulement, sont consacrées par Lacan au vecteur dominant des échanges entre un patient et son analyste. Trois heures à peine, sur des années et des années de séminaire, pour ébaucher un statut de la voix dans un enseignement attesté lui-même comme œuvre vocale.

À ces deux séances s'ajoutent des bribes importantes mais éparses dans d'autres séminaires : propos sur la réversibilité du silence et du cri dans *D'un Autre à l'autre*, sur la parole du psychotique et sa possession par les voix hallucinées dans *Les Psychoses*... Lacan y répète un même principe structural : le « niveau sensoriel du phénomène » de la parole est subalterne par rapport à la chaîne des signifiants. La dimension symbolique du langage domine l'élément sensible. Nul besoin de traiter la sonorité de la voix pour elle-même. Il n'en évoque pas moins de façon saisissante le cri du Président Schreber comme « quelque chose par quoi la parole vient se combiner à une fonction vocale absolument a-signifiante, et qui contient pourtant tous les signifiants possibles, c'est bien ce qui nous fait frissonner dans le hurlement du chien devant la lune »[1]. Cette empathie tragique semble annoncer un développement. Le fait poignant de ce hurlement va précipiter de nouvelles et saisissantes remarques introduisant à la fonction vocale. Mais non. Rien. Comme s'il était impossible à Lacan d'assumer la dimension vocale au-delà d'un grandiose aperçu dont l'abîme se referme aussitôt. Cette rareté du thème de la voix est une énigme – si ce n'est un évitement.

Le dispositif classique de la cure immobilise le corps du patient sur le divan, fait en sorte qu'analyste et patient n'échangent aucun regard ; le silence s'installe ; la voix du patient s'élève ; l'analyste lui oppose son silence, des bribes vocales de relance et d'interprétation. Chacun tend l'oreille à ce que l'autre dit ou tait. La présence même des corps devient chose que l'on entend : un geste est un bruit ; l'immobilité, un silence. Pour autant, la réduction essentielle de cette liturgie thérapeutique au sonore et au vocal, les forces d'évocation et d'invocation propres à la

1. Jacques Lacan, *Le Séminaire*, livre III, *Les Psychoses*, texte établi par J.-A. Miller, Paris, Seuil, 1981, p. 155 et suiv. (1955-1956).

voix haute, les affects de nomination désignant les êtres, les expériences, l'établissement d'une parole vive pour s'adresser aux ancêtres, aux morts, la vocalisation de souffrances et de désirs réduits jusque-là au silence n'en sont pas moins quasi ignorés dans l'œuvre lacanienne tandis que l'œil et le regard, même destitués par le dispositif de la cure voulu par Freud, font l'objet de longs développements.

Dans *La Voix au cinéma*, Michel Chion rapporte le dispositif de la cure freudienne à celui, plus général, de la « voix acousmatique » – celle que l'on entend sans voir la source d'où elle provient. Un tel dispositif grandit intensément la voix et le pouvoir de l'analyste à la façon du « Maître acousmatique » qui, dans certains films, reste dissimulé derrière une tenture, un rideau, une porte ou, dans le dispositif freudien, dans un hors-champ par rapport à la vision du patient[1].

Dans sa découverte de l'inconscient freudien comme faits de discours, Lacan voit partout du langage mais n'entend que rarement les patients de Freud dire leurs rêves, lapsus et mots d'esprit à voix haute. Les paroles de la *talking cure* sont sans sonorité, comme assourdies par les lois insensibles du langage. Dans les témoignages se rapportant à sa clinique, que ce soit dans la cure ou les présentations de malades, Lacan tend pourtant bien l'oreille et entend les affects qui modulent la voix du

1. Michel Chion, *La Voix au cinéma*, Paris, Cahiers du cinéma/ Éditions de l'Étoile, 1982, p. 27.

patient. « En psychanalyse, dit-il dans une interview, vous ne demandez jamais qu'une chose au malade, qu'une seule chose : c'est de parler. Si la psychanalyse existe, si elle a des effets, c'est tout de même uniquement dans l'ordre de l'aveu et de la parole. »[1] Mais cette parole, qu'elle soit silencieuse ou modulée à voix haute, ces tensions douloureuses et libératrices propres à la situation de l'aveu fait dans l'oreille d'un autre ne deviennent dans la théorie lacanienne qu'un support de manifestation que le psychanalyste, archi-lecteur de la chaîne signifiante, reconvertit aussitôt en texte, qu'un matériau dont le prononcé et la sonorité sont écrasés par l'empire du déchiffrement structural dont ils sont l'objet.

Dans les *Écrits*, le lecteur peut filtrer des centaines de pages de suite sans rencontrer le moindre terme se rapportant à la voix[2]. Quand une forme ressemblante y apparaît – sous le terme de « parole » par exemple –, elle n'est qu'une occasion sans particularité de traiter la structure du langage lui-même comme condition de l'inconscient, à l'égal d'autres occurrences telles que « discours », « signes », « écriture »... Il n'importe pas à la théorie lacanienne que le signifiant soit acoustique, gestuel ou visuel. La notion de

1. Entretien avec Madeleine Chapsal paru dans *L'Express* du 31 mai 1957, n° 310. Consultable sur le site www.ecole-lacanienne.net

2. P. 284, « connotation vocalique » du phénomène de la présence et de l'absence chez Freud. P. 533, rare apparition de la « dimension voix » à propos de l'hallucination verbale. P. 772, une mention isolée de la voix à propos de la psychose...

voix n'y a aucune attache phonatoire ou sonore privilégiée. Pour Lacan, la voix est ce qui, dans tout signifiant – geste, image, sonorité –, ne participe pas à la signification. En ce sens, il existe une voix gestuelle autant qu'une voix sonore ou visuelle, notion d'un intérêt incontestable mais qui n'en rend pas moins la *phonè* grande perdante.

Il faut reconnaître à Lacan d'avoir ajouté l'objet voix avec l'objet regard à la liste des objets pulsionnels recensés par Freud. Mais la primauté absolue du signifiant sur le phénomène sensoriel de la voix ne suffit pas à expliquer, me semble-t-il, la part minuscule faite à cette dernière par rapport à l'autre registre sensoriel traité par Lacan : celui de la vue. Dans la conception lacanienne, la vue est un élément non moins subalterne dans le rapport du sujet humain au signifiant. Elle n'est pas moins douée du manque propre à tout objet pulsionnel. Comme la voix, la vue est un matériau qui n'a de valeur que dans un système d'oppositions propre aux lois du langage et non en tant que phénomène propre.

Pour expliquer la place pourtant bien plus large qui lui est faite dans l'œuvre de Lacan, l'on se contente de dire que ce dernier était sans doute plus sensible à l'élément plastique qu'à l'élément acoustique. Pour quelle raison tient-il séminaire si longtemps, dans ce cas ? Pourquoi ne chérit-il pas l'aspect visuel de l'imprimé et de l'objet livre au détriment de la publication vocale ? C'est pourtant à cette dernière qu'il s'est montré le plus attaché.

À force de dire que la définition lacanienne de la voix opère un dépassement de sa matérialité sonore, on néglige l'expérience sonore de la théorie lacanienne elle-même et la façon dont sa vocalisation procède par intensités spécifiques au cœur du cheminement théorique.

Si, comme l'écrit Stanley Cavell, la censure de la voix dans la tradition philosophique correspond à une répression de la confession et de l'autobiographie au nom des exigences de la rationalité, il est d'autant plus surprenant que le maître d'une discipline promulguant la confession autobiographique fasse lui-même l'impasse sur le registre vocal essentiel à son élaboration.

Lacan déclare un jour : « Chaque progrès de la science a effacé d'elle un trait anthropomorphique. »[1] Nous pouvons sans doute déplorer qu'en voulant devenir science la psychanalyse lacanienne n'ait pu éviter le même écueil.

1. Stanley Cavell, *Un ton pour la philosophie. Moments d'une autobiographie*, trad. S. Laugier et É. Domenach, Paris, Bayard, 2003, p. 111 (1994). Et Jacques Lacan, *Écrits*, Paris, Seuil, 1966, p. 86.

2

La voix du chofar

Lacan montre pourtant dans ces deux séances de 1963 que la vocalisation est parfois le seul élément permettant de saisir sa pensée. La lecture de ses livres donne souvent l'impression que beaucoup de points doctrinaux y sont à égalité d'importance. Tout compte, visiblement, et le lecteur perclus d'allusions littéraires, philosophiques et psychanalytiques s'attache à déchiffrer chaque énigme de la pensée lacanienne avec un même effort d'attention.

L'écoute du séminaire révèle une autre économie théorique : ici, un accent de raillerie indique le mépris avec lequel entendre cette analyse à laquelle le lecteur donnait grande attention ; là, une modulation de prévenance inspire un profond respect pour un thème qui semblait négligeable ; une critique, mesurée à la lecture, est une rage folle à l'écoute ; un bref passage noyé dans le texte se révèle porteur d'une charge tragique dont la brièveté, insignifiante à première vue, est un cri de douleur ou d'exaspération qui ne peut plus être minoré… Non seulement la pensée-à-voix-haute du séminaire instaure un climat d'élaboration qui lui est inséparable, mais cette dramatisation est parfois le seul « propos » à retenir en tant qu'expérience d'une idée qui restera sans définition stable parce que Lacan ne tente pas ou ne peut pas encore l'aborder autrement. Le rythme d'élaboration vocale protège également la théorisation d'une clôture hâtive, et c'est ce rythme qui permet souvent une compréhension du sens quand le style des *Écrits* aura plutôt l'effet inverse pour des raisons que Lacan a lui-même regrettées.

Cette séance du 22 mai 1963 monte lentement en puissance. Elle ne permet qu'une approche décousue, inachevée, de l'objet voix, trop peu abordé par Lacan – ce que les pages suivantes, également décousues, ne tentent pas de masquer.

Pendant une quinzaine de minutes, Lacan se consacre à des rappels prononcés dans un timbre monocorde. De longues pauses enlisent ce rythme. Le drame du désir, explique le psychanalyste, resterait obscur si l'expérience de l'angoisse ne permettait d'en révéler le sens par la manière dont elle se noue à lui. L'affect d'angoisse signale la présence d'un vide au sein de l'objet du désir. Ce vide infigurable, cause du désir, ne cesse d'habiter les objets d'élection convoités par ce désir, conduisant ce dernier à une impasse dans une angoisse concomitante. Lacan suit l'expérience de cette angoisse à chaque étage où la pulsion emprunte au corps son objet (étages de l'anus, du pénis, de la bouche, de l'œil…) et parvient dans cette séance à un dernier étage, celui de l'oreille. Aborder l'objet voix, c'est aborder le champ du désir attaché à la voix, puis le type d'angoisse corrélative de ce désir d'en appeler à l'oreille d'un autre – ce que Lacan nomme par ailleurs la « pulsion invocante ».

Dans la conception lacanienne, la voix est un objet pulsionnel, c'est-à-dire l'objet d'une pulsion spécifique qui pousse le sujet à mobiliser sa voix pour en appeler à un « Autre ». Le désir de capturer ce destinataire engendre la formation et l'émission de la voix qui se détache alors du sujet pour s'insérer dans l'oreille de cet autre et l'instaurer comme celui que le désir poursuit. Lacan revendique dans ses préambules que sa « méthode ne se distingue pas de l'objet abordé »[1]. Il me semble d'autant plus important d'écouter ce qu'explique Lacan à propos de la voix en écho à ce que sa propre voix fait entendre.

C'est pour en revenir aux lumières des premiers temps de l'exploration freudienne que Lacan se propose de traiter de la structure de l'objet voix en reprenant le fil d'une étude d'un contemporain de Freud, Theodor Reik, consacrée au rituel[2]. Lacan rompt alors le climat de ces

1. *L'Angoisse*, séance du 22 mai 1963, 6 min 18 s. Et p. 282 dans *Le Séminaire*, livre X, *L'Angoisse*, texte établi par J.-A. Miller, Paris, Seuil, 2004.

2. Theodor Reik, *Le Rituel – Psychanalyse des rites religieux*, Paris, Denoël, 1974, p. 240 et suiv. (1928).

préambules par un léger coup de semonce prononcé sur un mot : « chofar. »

Le « chofar » ou « schofar » est un objet du rituel juif, sorte d'instrument de musique en forme de corne dans laquelle souffle l'officiant lors de certaines fêtes et occasions solennelles. Reik lui a consacré l'une de ses études de psychanalyse appliquée. Lacan reprend l'exemple de cet instrument émetteur d'une sonorité marquante pour aborder la structure de la voix comme objet pulsionnel. La description de la « voix du chofar », selon l'expression de Lacan, concerne aussi la façon dont la conscience d'un individu ou d'une communauté se forme comme voix, le son du schofar étant entendu par le peuple juif au moment où Dieu instaure son pacte avec Moïse.

Une première question est inséparable de la sonorité du schofar : à qui est adressé son appel ?

Lacan nomme ce « chofar » avec un ton légèrement courroucé qui annonce la reprise de son climat d'élaboration théorique. Cette intonation sollicite le partenaire obligé de sa création – la sourde, le sourdingue –, faisant subir à son public un léger durcissement de relation qu'impose la mésentente essentielle à sa théorisation.

Dans les minutes qui suivent, Lacan intensifie la dynamique fielleuse du reproche dont sa voix et sa pensée se nourrissent d'un même pas. Pour ce faire, il déplore la perte de cette fécondité intellectuelle dont faisait preuve la génération de pionniers qui, autour de Freud, rivalisait de brio et d'inventivité. Que s'est-il passé depuis cette antiquité admirable ? « Ressassement », « usure de la méthode », « aberration » du travail des continuateurs. Ces récriminations favorisent la chaîne de réactions propices à l'atmosphère de pensée lacanienne. Il ne suffit pas de redire ce qui a pu être préparé les jours précédents. Il faut récréer un certain état de soi-même, rameuter des partenaires utiles, émettre des tensions vocalisées sans lesquelles ces notions reviendraient comme la répétition d'idées désaffectées au lieu de ressurgir comme forces, réactions, reprise d'un désir irascible de penser.

Ces conditions inspiratrices témoignent du bénéfice épistémique du reproche et de la colère chez Lacan. La pédagogie lacanienne n'existe pas sans cet envers de noirceur, et il n'est pas possible d'isoler comme à regret un Lacan bon clinicien, bon théoricien, en dépit d'un Lacan méchant personnage, mauvais bougre colérique. À la façon dont Wittgenstein constate dans ses *Remarques mêlées* que son idéal est une certaine froideur, Lacan semble témoigner que son idéal est une certaine colère, un certain esprit sombre et querelleur. Il achève l'accès à ce dynamisme conflictuel en renversant l'admiration initiale pour Reik en un reproche véhément à son égard. À peine rappelé au souvenir et à l'admiration, Reik est déjà condamné pour avoir tourné son étude en un « mélange innommable », un « usage analogique du symbole » gâchant son texte dans la pire confusion. Lacan ne mâche pas ses mots pour dénoncer en Reik un homme démuni des « appuis théoriques » dont lui-même, Lacan, se porte garant face à ce genre de dérive.

Pourquoi pas ? Sans doute est-ce vrai. Sans doute est-il surtout essentiel à Lacan de s'en plaindre à voix haute. Cette façon de clamer son fiel aussi vite que son admiration permet à sa pensée de se rengorger dans une succession d'affects composant la proportion d'estime et de venin adéquate à sa réflexion. L'excès dénoncé chez Reik autorise par rétorsion légitime l'excès d'ambition sans lequel Lacan ne pourrait procéder. Dans ces phases de reproche, Lacan prononce par ailleurs certaines syllabes comme si elles poussaient sur des mots-cactus : rares, piquantes, gorgées de sève amère. Cette espèce exclamative qui écorche l'oreille signale l'aridité de la pensée qui vient.

Tout le mérite de cette séance tient néanmoins au fait que Lacan, loin d'amplifier ces discordances, en économise les tensions de façon remarquable. Loin de se complaire en règlements de comptes, il régule ce climat d'hostilité au bénéfice de sa réflexion. La véhémence et le reproche ne font qu'affleurer dans sa voix, mêlés à des notes de bienveillance et d'estime dont l'alternance module le propos dans une qualité inlassable de mise en haleine. Des réaccentuations fréquentes entretiennent un pizzicato joué sur de nombreuses consonnes. Elles déforment l'acoustique des syllabes sans faire perdre l'équilibre à un orateur qui, dès lors, ne quitte plus le fil du rasoir jusqu'à la fin de la séance.

Lacan modère un peu sa voix quand il nomme l'exigence scientifique permettant de choisir dans le texte de Reik ce qui mérite d'en être retenu. Cette modération sonore de la voix au moment de nommer le sérieux de la science n'est peut-être pas sans rapport avec la minoration théorique de la voix permettant à la psychanalyse d'être présentable. Un long silence de transition de l'orateur nous introduit enfin au cœur de son propos comme on s'arrête au seuil d'une salle aux dimensions gigantesques : la Bible.

3

Une perception visuelle de la voix

Explorant le texte biblique par-dessus l'épaule de Reik, Lacan décrit la sonorité du schofar, analogue de la voix, comme inséparable d'une émotion bouleversante surgie « des voies mystérieuses de *l'affect* auriculaire », ce mot étant violemment martelé au passage[1].

Reik écrivait : « La loi est donnée sur le mont Sinaï parmi les éclairs et les coups de tonnerre cependant que retentissent les sons terribles du Schofar. »[2] C'est dire qu'une ambiguïté caractérise aussitôt les sonorités puissantes et rauques de cet instrument qui retentissent *pendant* que la loi divine est promulguée. Nous ne pouvons

1. *L'Angoisse*, séance du 22 mai 1963, 19 min 22 s. Et p. 284 dans *Le Séminaire*, livre X, *L'Angoisse*, texte établi par J.-A. Miller, Paris, Seuil, 2004.

2. Theodor Reik, *Le Rituel – Psychanalyse des rites religieux*, Paris, Denoël, 1974, p. 249.

savoir si elles émanent de la voix de Dieu ou si elles sont des manifestations sonores qui accompagnent sa présence sans devoir lui être identifiées.

Lacan décrit à son tour ce « dialogue tonitruant entre Moïse et le Seigneur », « sorte d'énorme tumulte », « orage de bruits », pour déclarer aussitôt avec la plus extrême prudence que, dans le texte biblique, est alors « mentionné le son du chofar », encore appelé « voix du chofar » par Lacan. Dire que le son du schofar est « mentionné » suspend toute prétention à localiser son origine avec certitude. Cette difficulté à discerner l'origine de la voix constitue l'une des expériences essentielles qui lui sont associées, comme en témoigne la série des descriptions et des attributions indécidables de la voix dans les passages bibliques explorés par Lacan après Reik.

On croit capter tout à coup la voix du général de Gaulle dans celle de Lacan lorsque ce dernier, d'un ton emphatique, précise qu'en d'autres passages du texte biblique le son du schofar est entendu chaque fois qu'il s'agit de « refonder », de « renouveler » l'alliance avec Dieu « en quelques nouveaux départs » périodiques ou historiques[1]. Il est frappant d'entendre Lacan exercer la pompe instauratrice et solennelle de cette voix d'homme d'État pour évoquer la fonction instauratrice et refondatrice du schofar dans l'histoire du peuple juif. Dans son

1. 39 min 36 sec. Et non « en quelques nouveaux débats », comme il est transcrit dans le texte publié du *Séminaire*, livre X, *L'Angoisse*, p. 287.

combat contre les institutions psychanalytiques, Lacan n'est pas sans faire penser à l'attitude du général, revendiquant la souveraineté de la France freudienne contre une subordination au commandement intégré de l'atlantisme ego-psychologique de l'IPA[1].

À la suite de Reik, Lacan recense les usages occasionnels du schofar dans les fêtes juives comme permettant de répéter et remémorer le pacte de l'Alliance ou, au contraire, de marquer l'excommunication d'un membre de la communauté hébraïque. À cette occasion, mentionnant avec pudeur le nom de Spinoza et son excommunication de 1656, Lacan ne peut manquer d'associer la résonance du schofar à sa propre exclusion des instances internationales de la psychanalyse. Ce n'est pas rien lorsqu'on se demande si cette sonorité est celle de Dieu, et Lacan ne finasse pas avec des modulations emphatiques ou arrogantes.

Reik finit pourtant par affirmer que la voix du schofar est bien celle de Yahvé.

Fait essentiel : Lacan maintient au contraire l'ambiguïté en reprenant cette affirmation comme étant ce que « nous dit Reik »[2]. Cette précaution entretient l'hésitation quant à la possibilité d'attribuer une origine précise à cette voix.

1. Michèle Montrelay rapporte que, au moment de la parution des *Écrits*, Lacan a envoyé un exemplaire dédicacé de son livre à « de Gaulle, qu'il admirait ». *In* Alain Didier-Weill, *Quartier Lacan*, Paris, Champs-Flammarion, 2004, p. 183.

2. 41 min 35 s. *Ibid.*, p. 287.

Elle associe l'expérience essentielle de l'hésitation à celle de la voix et à sa structure. La voix biblique est une « voix acousmatique » : elle ne donne pas la visibilité de sa source. Le fait d'émaner d'une zone mystérieuse la rend d'autant plus impressionnante, ubiquitaire, et sa description permet d'ancrer celle de la conscience comme une série de commandements confondus à une voix qui, en nous, parle et gronde sans que nous sachions vraiment qui nous gronde lorsque nous entendons ses exigences. Toute voix puissante entendue sans que sa source soit visible s'insère en nous comme voix d'une exigence spectrale pouvant surgir à tout moment, à la façon de la voix de la conscience et du surmoi.

À un autre moment, bien plus loin dans cette séance, Lacan accepte tout de même que le son du schofar puisse être entendu comme « mugissement ou rugissement de Dieu » puisque le texte biblique le nomme ainsi en certains passages. Cette éventualité n'est ni définitive ni exclue. Il y a autant d'intérêt à l'admettre à un moment qu'à la refuser à un autre. L'essentiel est d'avoir hésité, de continuer à le faire, de traverser l'expérience de ces voix dans cette instabilité constante et de retirer le bénéfice de chaque hypothèse.

Dans le séminaire sur *Les Psychoses*, Lacan avait déjà désigné cet enjeu d'hésitation autour de l'interrogation *Qui parle ?* comme essentielle à la compréhension de la paranoïa. Qui parle ? D'où vient la voix ? Est-ce moi qui parle ? Est-ce une hallucination ?

Cette hésitation caractérise encore la voix comme n'étant pas attachée véritablement à un organe spécifique dans le corps, à une localisation évidente, au contraire de la vision associée précisément aux yeux. Le fait de parler de voix de tête, de voix de gorge, de voix de poitrine témoigne de cette imprécision d'une place de la voix dans notre perception[1].

En ce sens, toute voix peut être dite « acousmatique », c'est-à-dire à l'épreuve d'une visibilité impossible. Notre voix est à la fois ce qui semble instaurer notre présence à nous-mêmes chaque fois que nous nous entendons parler, mais aussi ce qui reste marqué d'étrangeté, d'altérité, d'invisibilité, ce qui ne cesse de nous accompagner comme voix d'un autre, voix pas-si-nôtre-que-cela, et qui vibre dans le corps sans lui être identifiée de façon certaine. De même notre voix entendue hors de ce corps, dans l'expérience de l'écho et de la voix enregistrée, éveille un sentiment d'étrangeté qui nous arrête et nous gêne comme s'il révélait ce que nous pressentions déjà de l'expérience de notre voix au sein du corps.

Tout à coup, la voix de Lacan devient passionnée lorsqu'il fait partager ce qui paraît l'essentiel de son propos : la dimension vocale n'est saisissable en soi, comme dimen-

1. Beaucoup d'organes sont impliqués dans la parole : cordes vocales, système respiratoire, larynx, pharynx, langue, mâchoire, lèvres, déformations du conduit vocal par les articulateurs... Dans *L'Ombilic et la voix*, Denis Vasse met le premier cri du nouveau-né en relation avec la rupture ombilicale. Selon lui, avec ce premier cri, l'ouverture du flux vocal vient relayer la clôture du flux sanguin qui existait entre la mère et le fœtus.

sion propre, qu'« à partir du moment où nous nous apercevons dans quoi plonge corporellement la possibilité de cette dimension émissible »[1]. Le texte du séminaire ne fait pas entendre cette intensification de la voix de Lacan au moment où, bouleversé, il aperçoit l'abîme « dans quoi plonge corporellement » la voix. Cette formulation étrange et maladroite paraît celle d'un enfant pétrifié par ce qu'il vient de voir au point de balbutier : « T'as… vu… dans quoi… plonge… la voix… ? » Ce « dans quoi » utilisé par Lacan, au lieu d'un « où », semble témoigner d'une sidération, d'une répugnance, d'un regard horrifié par la vision d'un corps absorbé par un autre corps « dans quoi » il disparaît. Une telle vision laisse peu de place aux nuances descriptives et à l'établissement d'une durée sensible. Ce n'est pas un manque de sensibilité au vocal ou au sonore qui caractérise Lacan mais le fait que sa perception sonore de la voix semble assourdie par la vision d'un gouffre qui l'engloutit de façon tragique. Est-ce parce que le phénomène vocal a été perçu par lui comme *vision* d'une voix engouffrée dans un corps, et non comme écoute d'un flux de sonorité traversant les corps, que Lacan consacre tant de pages à la vue et si peu à la voix et à l'ouïe ? En tout état de cause, un enfant décrit cette vision terrible avec une angoisse dont la vibration habite encore la voix de l'adulte. La théorie, je crois, est seconde par rapport à un tel fantasme.

1. 47 min 15 s, p. 288. Le texte du séminaire ne reprend pas ce passage dans cette formulation originale.

« J'ai une maladie : je *vois* le langage, écrit Roland Barthes. Ce que je devrais simplement écouter, une drôle de pulsion, perverse en ce que le désir s'y trompe d'objet, me le révèle comme une "vision" [...] où j'imagine voir ce que j'écoute. L'écoute dérive en scopie : du langage, je me sens visionnaire et voyeur. » En dépit de cette perception, Barthes n'en est pas moins l'un des rares théoriciens du langage à décrire la voix dans une sensualité constante[1].

Lacan a une vision assourdissante non seulement du langage, mais de la voix elle-même. Pour décrire le phénomène vocal, souvent saisi par un terme passif, « entendre », Lacan utilise un verbe actif, « plonge », comme si la voix était douée d'une puissance propre à s'anéantir. Dans l'intervalle entre la gorge où elle se forme et l'oreille « dans quoi » elle parvient, elle ne se laisse plus seulement émettre mais acquiert le pouvoir aveugle de se précipiter. Lacan *voit* la voix plongeant dans un corps comme une chose se précipite dans un gouffre. Le phénomène vocal est pour lui cet engouffrement d'une chose dans le vide d'un corps qui l'absorbe et l'anéantit.

L'écoute de cette séance fait entendre comment la théorisation de la voix se noue chez lui à une expérience intime de la perception visuelle du phénomène vocal. Elle rend mystérieuse la confiance vouée par Lacan à la publication vocale de son œuvre dès lors que sa parole est destinée au néant de son absorption dans l'oreille de

1. *Roland Barthes par Roland Barthes*, in *Œuvres complètes*, Paris, Seuil, 2002, tome IV, p. 755 (1975). (Mot souligné par R.B.).

l'Autre. Les avatars successifs de la voix se mêlent dans son expérience d'orateur : la voix comme désir et puissance de faire entrer son corps dans celui des spectateurs par leur oreille et, ainsi, de les habiter, de les hanter, d'y rester incorporé le plus longtemps possible par les moyens du transfert. La voix comme danger concomitant de n'être jamais entendu, c'est-à-dire de disparaître dans le vide du public au lieu d'y trouver refuge et célébration, la surdité étant l'anéantissement du sonore dans le gouffre de l'Autre.

Kawada Junzo rappelle qu'au sens étymologique la *persona* occidentale existe *per sona*, par sons, « c'est-à-dire par les sons de sa voix ; ce n'est finalement rien d'autre qu'un dédoublement du sujet émetteur de la voix » ou encore le « sujet émetteur de la voix qui lance [un] appel »[1]. Face à l'image ordinaire de la voix comme sortant du corps, Lacan montre de façon angoissée qu'en entrant dans l'oreille de l'autre c'est toute la personne de l'émetteur qui s'y engouffre et peut y disparaître. La *persona* de Lacan ne reste pas indemne d'une telle sensation et sa voix s'y déforme en trémolo.

Le schofar, reprend-il avec plus de calme, est un objet qui émet la voix. Il existe d'autres objets de ce genre : le tuba, la trompette, le tambour… Tout instrument à vent

1. Kawada Junzo, *La Voix. Étude d'ethno-linguistique comparative*, Paris, Éditions de l'EHESS, 1998, p. 201 et 236 (1988). Trad. de Sylvie Jeanne.

ferait l'affaire, de même que les percussions du théâtre nô évoquées au même moment. Au souvenir de ces dernières, Lacan retrouve l'angoisse de « précipitation » liée à l'émission de la voix. Les tambours du nô n'accompagnent pas seulement le passage d'une phase dramatique à une autre. Pour Lacan, la voix de ces tambours précipite ce passage. Cette « précipitation » désigne moins une notion de rythme que l'élimination fatale de la matière narrative vers un vide « dans quoi » chaque scène chute l'une après l'autre au cours de la représentation.

Par ses propres silences, Lacan tente certainement de retarder cette précipitation des idées au cours du séminaire. Si sa faculté d'enfreindre le tabou des pauses de longue durée dans le cadre oratoire est si prodigieuse, c'est sans doute parce que son besoin de suspendre une telle chute, son angoisse d'être précipité par des enchaînements de pensée, est d'une prodigieuse intensité. Dès lors, son silence, comme il l'a énoncé ailleurs, est assimilable à un cri au-dessus du vide, à un cri devant la précipitation des enchaînements logiques – une « scansion de gouffre »[1].

Le schofar permet de repérer un « lieu de la voix » qui mêle le vide de l'instrument à celui de l'oreille. L'expression « lieu de la voix » montre que Lacan en conçoit la structure de façon topographique et non acoustique.

1. Expression de Lacan à propos du cas Aimée, *Écrits*, Paris, Seuil, 1966, p. 66.

La voix passe en ce « lieu » comme une silhouette entre et disparaît dans une caverne sous « forme séparée », ajoute Lacan, donnant encore plus de solitude et de latitude à la voix par rapport à un quelconque organe d'origine, phonatoire ou instrumental. Oreille et tambour, oreille et trompette, schofar et oreille sont des lieux interchangeables de la voix qui va de l'un à l'autre et s'y insère. Ainsi, la voix se précise moins comme la mise en acte vocalisatrice d'un sujet prenant la parole que comme l'émission instrumentale d'un objet séparé. Lacan le nomme « objet *a* » et l'assimile au vide de son lieu d'émission (le schofar) et de son lieu de réception (l'oreille).

« N'allons pas trop vite », propose Lacan avant de faire un silence[1].

Tout l'intérêt du schofar est de nous obliger à percevoir la différence entre le message articulé du commandement de Dieu et la sonorité concomitante qui accompagne sa révélation. Lacan va au maximum de lenteur de sa diction pour éclairer ces nuances. C'est peu dire qu'il attend sans cesse son public, évite de le perdre dans cette visite guidée

1. Les trois dernières citations de Lacan correspondent à l'enregistrement et non au texte publié du séminaire dont le montage et la réécriture font l'élision de certains termes et réorganisent la suite des énoncés autrement. « N'allons pas trop vite » n'appartient pas au développement, mais annonce un silence de transition pour en freiner la précipitation.

du néant, l'oriente avec tact parmi les formes du désir qui dissimulent ce vide.

Tout en avançant, le psychanalyste n'en finit pas de revenir au processus d'indécidabilité caractérisant le statut de la voix du schofar. Cette voix reçoit une nouvelle attribution : elle n'est plus seulement celle qui accompagne le pacte que Dieu fait avec Moïse, mais celle qui a fonction de souvenance de ce pacte au cours des fêtes juives. L'un n'empêche pas l'autre, dira-t-on : il y a une révélation initiale de l'Alliance, puis des rappels. À ceci près qu'avec le rappel reprend la question angoissante de l'attribution. Non plus *à qui* est adressé l'appel du schofar, mais *qui* se souvient du pacte en émettant ce son ? Est-ce Dieu qui rappellerait le peuple juif au souvenir du pacte par sa voix ? Ou est-ce le peuple qui, au terme d'une période de jeûne, rappelle à ce dieu possessif un pacte qu'il néglige ? Ou encore les fidèles qui veulent se rappeler ce pacte à eux-mêmes ? Difficile à croire puisque ces mêmes fidèles n'ont pas cessé, dans la période précédente du rituel, de se souvenir et de se repentir. Pourquoi une nouvelle occasion de se rappeler ce qu'ils ne viennent pas de cesser de se rappeler ?

Lacan intensifie cette complexité : le jour de Roch Hachana, le souvenir est aussi souvenir de quelque chose qui précède le son du schofar : il s'agit du souvenir du sacrifice d'Abraham et du bélier qui fut substitué à son fils Isaac. Le son du schofar devient alors le mugissement du bélier agonisant. Ce dernier avatar interprétatif donne la possibilité d'une autre hypothèse : si l'agonie du bélier totémique est assimilable à celle du père sacrifié, le beuglement tragique du schofar peut être compris comme celui de l'agonie du père et de Dieu lui-même. De nouveau, il faut renoncer à ce qui avait été décidé : la voix du schofar ne pouvait vraiment être dite celle de Dieu. Maintenant, il est possible et même essentiel qu'elle le soit.

Ce n'est pas fini : le schofar est-il utilisé pour émettre le son du souvenir ou pour se souvenir du son ? Aucune complaisance rhétorique dans ce chiasme. La réversibilité des termes est celle-là même qui habite la dimension vocale. Encore une fois, l'essentiel tient à l'expérience de ces hésitations successives qui se mêlent au phénomène vocal : sonorité animale et divine, mugissement d'agonie, appel à Dieu, rappel au pacte, souvenance communautaire, son du souvenir, souvenir de ce son… Dans tout ce passage, la patience de Lacan contraste avec la tension qui accompagnait la voix comme plongeon et engloutissement.

L'exemple du schofar est celui d'une maniabilité de l'objet voix, d'une exemplarité de ce qu'est la voix comme « forme séparable », objet séparé. C'est sous cette forme que la psychanalyse lacanienne en saisit le phénomène et non dans l'opposition classique entre intériorité du sujet et extériorité de la voix sortant de lui. Nous pensons la voix comme une entité intime parvenant à l'extérieur tout en restant attachée à notre personne. Non, dit Lacan, la voix se sépare de nous, au contraire, et c'est bien ce qui nous inquiète dans le moindre enregistrement sonore. Notre voix s'y révèle à l'état séparé, comme un reste sur une bande magnétique, un déchet. La voix de Lacan redevient rugueuse et véhémente pour dire que ce qui caractérise surtout cette dimension vocale est sa « référence à l'Autre » (prononcée avec hargne) et la façon dont la voix séparée de son lieu d'origine s'insère dans le lieu énigmatique de l'Autre – là où Lacan voit l'objet vocal s'engouffrer et disparaître[1].

Lacan consacre la dernière demi-heure de cette séance à l'objet précédent, l'œil, pour préciser la place du vocal dans son opposition au visuel, cette opposition replaçant ces phénomènes sensoriels dans le système signifiant qui les englobe. Lacan s'y montre plus virtuose, plus ensorceleur, parce qu'il semble dominer cette thématique sans endurer l'angoisse que la précédente réactivait en lui. Après avoir été impressionné par l'enjeu vocal, c'est comme s'il en profitait maintenant pour impressionner l'auditoire avec l'enjeu visuel. Le ton de la maestria s'y libère de façon dévorante. Lacan se régale sans merci des thèmes de la vision aveugle et du grain de beauté.

Chacun de ces objets pulsionnels – voix, œil... – nous apprend comment le désir se structure à chaque étage du corps et comment l'angoisse trahit l'impasse du désir. Le fils de la sourde en sait quelque chose, lui qui ne peut séparer le désir insatiable de parler à son public de l'angoisse réciproque de n'être pas entendu. Faire le plein d'un public toujours plus nombreux et souffrir toujours plus l'angoisse de son vide.

1. 1 h 01 min 30 s, p. 290.

Il est dommage qu'en fin de séance Lacan ne tienne pas à parler plus que quelques secondes de l'« ouverture » que la fonction vocale provoque, par sa dimension distincte, dans la forme visuelle du désir. La voix n'est pas seulement ce qui disparaît visiblement dans un trou. La voix fait aussi un trou utile dans le visible parce qu'elle en perce la totalité illusoire, le leurre de la « bonne forme » satisfaisante. Cette ouverture qui perce les leurres du visuel est bien intéressante, mais chez Lacan c'est à peine une respiration, un bref répit dans l'angoisse de parler en direction du vide.

4

Du vide au néant

Quinze jours plus tard, le 5 juin 1963, Lacan reprend le thème de l'incorporation de la voix à la fin de sa séance.

Il y évoque notamment les enregistrements de voix d'enfants recueillis par Roman Jakobson. C'est alors que Lacan déclare supposer qu'il a dans son public « suffisamment de mères non atteintes de surdité » pour savoir que les très petits enfants, dès qu'ils possèdent quelques mots, monologuent de façon quasi onirique avant leur sommeil[1]. Serait-ce que, dans le public du séminaire, un quorum de mères atteintes de surdité est toujours à redouter pour le fils de la sourde ? Qu'en conclure ? Rien, car la voix de Lacan crie aussitôt de « faire très attention. Il ne faut pas ici aller trop vite »[2]. Pas de précipitation. Le

1. 50 min 57 s, p. 315.
2. Séance du 5 juin 1963, 1 h 01 min 40 s, p. 316, 317.

silence de l'orateur ne révèle pas le vide, cette fois, mais le repousse en évitant d'aller trop vite.

Pour commencer, dit Lacan coupant court à toute valorisation spécifique de la voix, le langage n'est pas la vocalisation. Il existe d'autres moyens de recevoir le langage : celui des sourds, par exemple – ce qui est vrai, mais commence à rendre le thème de la surdité vraiment obsédant. Dans cette séance, la vocalisation est d'emblée réduite, au sens militaire du terme, par la souveraineté des lois du langage et le contre-exemple du langage des sourds. Lacan ne mégote pas sur les exceptions emblématiques, allant jusqu'à citer le cas légendaire d'Helen Keller, Américaine sourde, muette et aveugle que son handicap n'empêcha pas d'obtenir un diplôme universitaire. C'est dire à quelle humilité sont conviées les prétentions sensorielles du public. La vocalisation n'est que l'expérience ordinaire par laquelle le langage est reçu, non sa structure essentielle.

Presque du bout des lèvres, Lacan admet tout de même que ce n'est peut-être pas par accident que le langage est associé pour nous à une sonorité. Fausse ouverture et feinte luciférienne. Il faut entendre avec quelle morgue Lacan ajoute aussitôt que nous « *croirons* » progresser dans la compréhension du langage si nous tentons de préciser ce qu'est cette sonorité. Il ne se contente pas de repousser une hypothèse erronée mais gronde de mépris pour l'idée même de donner aux nuances sonores de la voix leur place dans une pensée du langage.

D'une voix désengagée trahissant qu'il ne donne pas la moindre valeur à ce qu'il concède, Lacan feint ensuite de s'en rapporter tout de même à ce que la physiologie de l'oreille décrit comme instrumentation de la résonance : appareillage de résonateurs divers, passage de la résonance de la rampe du tympan à celle du vestibule dans le limaçon de l'oreille… Autant d'éléments de l'ingénierie corporelle qui permettent à Lacan de dire que la résonance dans l'oreille n'est que celle d'un appareil. C'est lui, l'appareil auriculaire, qui résonne à sa fréquence propre. Rien d'autre. Par remarques successives qui tirent la résonance non du côté d'une expérience personnelle mais du côté impersonnel de l'appareil, Lacan continue de vider la sensorialité de l'oreille de toute valeur et de tout attachement. L'amateur de phonèmes a disparu. Le résonateur est nommé « tuyau », « conduite close », « flûte ou orgue », « tuyau à touches »… Cette quincaillerie est sans importance. La modulation de la voix lacanienne désinvestit sans cesse la description du sonore. Le thème de ces résonances est traité avec une absence de résonance caractéristique dans sa voix, et Lacan va jusqu'à présenter ses excuses pour avoir fait ce détour indigne par la physiologie de l'oreille[1].

Au contraire, sa voix redevient mordante pour dire que la forme organique de l'oreille connote une forme plus essentielle, toujours créatrice d'un vide.

1. 1 h 07 min 50 s, p. 317.

Du point de vue de cette forme topologique, l'oreille est comme un « pot ». Lacan n'utilise pas l'expression « sourde comme un pot » mais l'auditeur ne peut manquer de l'entendre au passage. Certes, les pots diffèrent les uns des autres, précise Lacan avec la voix railleuse de Lucifer, mais le vide qui les habite est toujours le même. C'est ce vide qui s'impose au sein du tuyau avec tout ce qui vient y résonner. C'est lui qui est le véritable médiateur des événements sonores qui viennent le rencontrer. Le vide règne au sein des souffles et des sonorités. La description physiologique de l'oreille comme vide spatial et instrumental n'est qu'une métaphore du vide topologique de l'Autre.

Lacan poursuit ce démantèlement du vocal et du sonore. Certes, la voix répond bel et bien à ce qui lui est dit, concède-t-il, mais elle ne peut en répondre ni s'assurer chez l'Autre d'un répondant, d'une garantie. À nouveau : qui parle ? Qui émet la voix du schofar ? Qui peut en répondre ? De par le vide de sa structure, l'Autre reste sourd à cette demande. Dans tout ce qu'un individu peut dire, cette incertitude provoque un élément d'altérité, un reste extérieur à ce qu'il dit. Ce reste comme tel dans la parole, ce reste comme objet séparé – et non comme sonorité –, voilà ce qu'est la voix, poursuit Lacan. D'où le sentiment étrange, encore une fois, avec lequel nous entendons notre propre voix quand elle nous vient d'un enregistrement ou de l'écho. Sa forme détachée, séparable, devenue comme sans origine, se révèle une expérience troublante qui l'emporte toujours sur celle de la voix comme sonorité.

Plus cette séance du séminaire avance, plus la voix de Lacan prend des accents de prédication. C'est qu'avec le thème topologique du vide commence à résonner le thème moralisateur du néant. Les thèmes semblent se prévenir des occasions que les uns ouvrent aux autres dans le trafic des connotations. Un climat de sermon se renforce peu à peu dans la voix de Lacan, faisant songer à celui par lequel Bossuet flétrissait son auditoire au nom de la vacuité de l'existence terrestre et du « néant des grandeurs humaines ». Étrange conversion d'une définition théorique de l'« objet voix » en voix qui assène la remontrance et rabat le caquet de nos illusions sensorielles comme s'il fallait flétrir les corps de l'auditoire en raison d'un attachement aux sonorités qui les affectent. Cette tonalité de sermon surprend lorsque Lacan continue d'en soutenir le ton pour décrire la voix surmoïque émanant du vide de l'Autre, « impérative, en tant qu'elle réclame obéissance ou conviction ». Lacan pourrait démêler ces éléments avec le tact pédagogique dont il est capable par ailleurs, mais il ne peut s'empêcher de confondre la sonorité prédicative de la dénonciation à l'évocation théorique du surmoi et de jouer lui-même à la voix surmoïque. Cette fois, le concept de chien se met à aboyer. La confusion entre un vide topologique et un néant moralisateur fait surgir un prêtre dans la voix du psychanalyste. L'inflexion lacanienne redouble cette confusion au lieu de la désamorcer. Toute pensée du vide n'équivaut pas à une pensée du néant. L'œuvre de Lacan est l'exemple d'une création constante *avec* le vide. La production théorique et formelle avec le vide concerne peu ou prou tous les arts plastiques, la poésie, la physique, la mystique – sans parler du trapèze volant et de la psychanalyse. Toute pensée du vide n'implique pas de flageller l'auditoire qui en prend connaissance dans un climat de punition. Chez Lacan, cette sévérité semble aimantée par le besoin de revitaliser sa pensée aux sources du reproche et de la querelle, attirant à lui les formes oratoires qui cultivent ces affects dans le genre épidictique et la mémoire d'un catholique lettré. Il n'en reste pas moins troublant d'entendre ce ton de sermon au moment où Lacan instaure la culpabilité dans son rapport avec le vide.

À l'égard de Bossuet, Paul Valéry désigne un élément également fondateur de l'art oratoire de Lacan : il « spécule sur l'attente qu'il crée tandis que les modernes spéculent sur la surprise. Il part puissamment du silence... »[1]. Bossuet rechignait aussi à publier ses sermons dont une part restait improvisée. De même qu'avec les livres du séminaire nous n'avons qu'une trace dégradée de ce que furent les actes oratoires de Lacan, nous savons que les textes des sermons correspondent plus à un brouillon qu'à un témoignage de ses performances oratoires légendaires. Néanmoins, ces brouillons laissent une trace magnifique de l'art littéraire et de l'éloquence sacrée de Bossuet auxquels le style de Lacan n'est pas

1. Paul Valéry, « Sur Bossuet », in *Œuvres*, Paris, Gallimard, « Bibliothèque de la Pléiade », 1957, tome I, p. 498.

comparable. La propension de ce dernier à passer de la gouaille la plus rugueuse à une préciosité emberlificotée d'archaïsmes excède jusqu'à l'abscons l'équilibre d'une tradition classique. Son goût des néologismes et des mots-valises le rapproche plus de Raymond Queneau ou de Joyce que de Bossuet.

Nous avions déjà rencontré le prédicateur lors de la *Conférence de Louvain*, flétrissant le public avec le thème de la mort. Nous voyons qu'il était déjà là dix ans plus tôt et que ce personnage s'est lié à Lacan de façon durable.

Le dresseur de puces revient en fin de séance avec une daphnie, sorte de crevette ayant l'habitude de « se tamponner le coquillard » avec des grains de sable à certains moments de ses métamorphoses – elle incorpore ces grains dans son conduit auditif pour assurer son équilibration. Le dresseur de puces amuse son public en rappelant que certains expérimentateurs remplacent ces grains de sable par des grains de ferraille et jouent ensuite avec un aimant afin d'étudier ce qui en résulte pour l'animal, visiblement réjoui. L'incorporation de ces grains de sable, venus de l'extérieur, sert à l'appareillage de la daphnie pour maintenir son équilibre physique. C'est à cette image d'incorporation des grains de sable, précise Lacan, que peut se comprendre l'incorporation des grains de voix dans le sujet. Comme ce sable, la voix ne s'assimile pas, elle s'incorpore (reste un objet séparé au sein du corps) – et modèle notre vide. Retombant sur ses pieds, Lacan fait revenir le son du schofar comme étant cette voix de la culpabilité qui vient s'incorporer dans le vide de notre oreille à la condition que « le désir de l'Autre ait pris forme de commandement » – comme le fait la voix de Dieu dans l'oreille de Moïse. L'angoisse propre à ce vide trouve à se résoudre dans la forme de la culpabilité ou du pardon. Lorsque Lacan avance que c'est la notion du sacrifice qui se présente derrière les thèmes précédents, nous sommes au cœur de l'imbroglio institutionnel qui fait que celui même qui enseigne les raisons du sacrifice en provoque la manifestation chez ses fidèles. Ce qui n'en finit pas non plus d'étonner, c'est la façon dont Lacan désinvestit la sonorité de la voix dans sa théorie au moment même où celle-ci structure politiquement son public par cette tonalité de prédication.

Cette séance captivante finit dans le registre de l'œil et du visuel. Le registre sonore ramasse la mise, néanmoins, grâce aux applaudissements du public.

Épilogue

De même qu'il est impossible de lire Antonin Artaud de façon linéaire et pondérée une fois que le lecteur a entendu ses enregistrements, de même devient-il impossible de lire Lacan de façon linéaire et pondérée une fois que l'auditeur a entendu le rythme propre à sa théorisation.

L'effet d'opacité si souvent reproché aux textes de Lacan s'allège en retrouvant la respiration et les silences qui accompagnent son phrasé. Il importe de croiser la lecture et l'écoute de son œuvre, de faire jouer le texte avec la voix pour entendre comment le psychanalyste fait vivre la lettre dans son interprétation de la théorie.

Lacan s'est attaché à défaire « l'illusion que les diverses étapes de la pensée s'engendrent l'une l'autre. Le moindre examen prouve qu'il n'en est rien, et que tout a procédé au contraire par cassure, par une succession d'essais et d'ouvertures, qui ont donné chaque fois l'illusion qu'on pouvait embrayer sur une totalité »[1]. La lecture isolée des *Écrits* et du séminaire change leur sens du fait d'y réintroduire les illusions d'un enchaînement et d'une systématique contre lesquels Lacan luttait dans sa parole. Sans doute ne s'est-il pas opposé à ceux qui, dans son école, étaient intéressés par une construction systématique de ses idées. Pourquoi leur interdire un formalisme qui était un mode d'intérêt valorisant pour la psychanalyse et pour Lacan lui-même ? Pourquoi leur interdire une modélisation dont Lacan rêvait sans vouloir lui sacrifier[2] ? Une telle forme n'est cependant pas celle de son œuvre.

Si Lacan a développé une logique du signifiant dans le souci de mettre au point des outils d'enseignement, rien dans sa diction de la théorie ne trahit une place prépondérante réservée au concept : les énoncés, les aphorismes, les séquences raisonnées, les phases expressionnistes, les concepts, les calembours y sont à égalité d'accent comme autant de moyens de faire « entendre quelque chose », de faire résonner des interrogations et des pensées dans le vide autour duquel se noue la trame subjective. Loin de se stabiliser en définitions permanentes, ses concepts gardent une part d'imprécision, de variabilité,

1. Jacques Lacan, *Mon enseignement*, Paris, Seuil, 2005, p. 117.

2. Barbara Cassin fait sentir cette ambivalence en disant que Lacan constate n'être pas un philosophe mais bien « à regret ». *L'Effet sophistique*, Paris, Gallimard, 1995, p. 400.

qui rend difficile la saisie systématique de son œuvre. Le lexique de Lacan se raconte, demande un récit de l'apparition et de la variation de ses termes : surgissement d'origine, frontières flottantes, définitions successives... Ces termes doivent s'écrire, aussi, sous peine de ne pas distinguer les effets de sens que Lacan tire des différentes graphies d'un même mot. Cette fois, seule la lecture permet de les révéler – ainsi qu'une perception visuelle de la parole sans doute essentielle à l'exercice analytique, au risque avéré d'une perte de la dimension sonore.

Si l'un des paradoxes de Lacan peut être d'avoir maintenu la théâtralisation de sa pensée tout en l'orientant vers l'impersonnalité apparente de la mathématisation, c'est sa voix, justement, qui permet de rappeler qu'aucun de ses concepts n'est impersonnel ni insonore dans son origine ni sa mise en œuvre. Jusqu'au bout, il soutient le bruit dramatique de leur élaboration. En tout état de cause, c'est moins le fait d'un imposteur que celui d'un honnête homme que de révéler l'attitude passionnelle sous la rigueur objectivée de la théorie et d'en montrer l'intensité au moment de sa transmission orale. Entendre cette façon de rythmer et de dramatiser les espaces de pensée communique les données vivantes du coup de dés lacanien dans l'histoire de la psychanalyse. « On assiste réellement aux pensées. »[1]

1. Henri Michaux, *Connaissance par les gouffres*, Paris, Gallimard, 1967.

Lacan précise un jour que ce n'est pas un don qui fait défaut aux novices mais « un ton qui leur manque en effet plus souvent qu'à leur tour »[1]. C'est par ce « ton », sa tonalité propre, que l'être humain trouve place dans la loi commune du verbe, par le jeu poétique d'une voix permettant d'habiter l'impératif d'une existence dans le langage et d'y jouer les modulations de son désir.

« Aurions-nous le ton de Freud, demande Lacan, si nous n'avions pas [ses] lettres ? Oui, tout de même, mais elles nous apprennent que ce ton n'a jamais fléchi et qu'il n'est pas autre chose que l'expression de ce qui oriente et vivifie sa recherche [...] son interrogation passionnée. »[2]

Cherchant à partager ce ton avec un autre, Freud écrit à Fliess : « Ce n'est qu'en essayant de te communiquer la chose qu'elle est bel et bien devenue claire pour moi. »[3] Toute une tradition fait de la relation épistolaire à Fliess le support essentiel de l'auto-analyse de Freud, isolant le phénomène transfériel par rapport à la dynamique propre à la voix. D'année en année, Freud ne cesse pourtant de

1. « Champ et fonction de la parole et du langage », *Écrits*, Paris, Seuil, 1966, p. 322, note 1. Et Roland Barthes : « ... au "développement" s'opposerait le "ton", quelque chose d'articulé et de chanté, une diction : là devrait régner le timbre », in *Roland Barthes par Roland Barthes*, *Œuvres complètes*, Paris, Seuil, 2002, tome IV, p. 671 (1975).

2. Jacques Lacan, *Le Séminaire*, livre III, *Les Psychoses*, texte établi par J.-A. Miller, Paris, Seuil, 1981, p. 243.

3. Freud, *Lettres à Wilhelm Fliess*, édition complète, trad. F. Kahn et F. Robert, Paris, PUF, 2006, lettre 78, p. 188.

solliciter la présence de son ami pour parler de vive voix. Certes, le transfert existe dès que l'élaboration psychique est mobilisée pour un autre. Cela peut avoir lieu par lettres et même en pensées. La lecture des lettres mobilise aussi des éléments de vocalisation : tensions de la glotte, retenue de la respiration, soupirs, perception des sonorités dans la lecture muette... Mais Freud répète dans cette correspondance qu'écrire est un pis-aller : « Ta lettre m'a sincèrement réjoui et m'a fait regretter une fois de plus ce que je ressens comme la grande lacune de ma vie : le fait de ne pouvoir te joindre autrement. » Car, pour tout dire : « Ça ne marche qu'oralement. »[1]

Ça ne marche qu'oralement rend étonnante la place mineure faite à la voix dans son œuvre comme dans celle de Lacan. Ce dernier n'a pourtant jamais parlé de tirer une éthique du bien écrire en relation avec son travail, mais de « tirer une éthique du devoir bien dire »[2]. L'obstacle qu'il redoute chez ses élèves est la « surdité » et non la faculté d'appropriation théorique, toujours trop rapide et fâcheusement mimétique. Freud se plaignait déjà de ce phénomène à propos de l'un de ses premiers élèves, le

1. *Ibid.*, lettre 64, p. 167. Puis lettre 145, p. 35.

2. Jacques Lacan, *Télévision*, Paris, Seuil, 1974, p. 52. « Cette éthique que je situais du bien dire », et encore : « Il n'est d'éthique que du bien-dire », « L'éthique est relative au discours », p. 39, 65. Et Jacques Lacan, *Télévision – Psychanalyse I et II.* Deux émissions préparées par Jacques-Alain Miller, réalisation Benoît Jacquot, 1973, dans la série « Un certain regard » du Service de la Recherche de l'ORTF, programme de l'INA, VHS Secam – 95 min.

Dr Gattel : « Il a la croyance par trop facile. D'emblée il adhère sans réserve. »[1] De même, reprendre le ton et le style de Lacan n'est pas trouver sa propre tonalité.

La transmission d'un savoir par la parole associe ce savoir à un ton, à un mode de suggestion inévitable et à un art[2]. Le public croit porter attention à un sens mais se trouve en même temps assigné par une musique, un rythme, un flux sonore qui le pénètre corps et âme. Pour peu qu'elle exprime un sentiment authentique, la modulation intonative rend la voix irrésistible à l'écoute. L'ouïe est d'autant plus captive de ce phénomène qu'elle est dépourvue du moyen d'en interrompre la sonorité, à la façon dont les paupières se ferment à la vue. Si son propos est agi par une implication sensible, l'orateur captera l'attention et la mémorisation de son auditoire, de minute en minute, longtemps. Par sa voix, il mettra ce public dans la succession des états que lui-même éprouve avec plus ou moins de conscience.

Une voix met longtemps à se composer dans la gorge d'un individu. Mais chaque fois qu'elle entre dans l'oreille d'un autre, c'est toute sa structure qui se diffuse de façon instantanée dans le corps de celui qui l'entend. Une modification de l'état de l'auditeur en résulte : sa respiration, ses sentiments, ses pensées, son lien avec l'orateur,

1. Freud, *Lettres à Wilhelm Fliess*, édition complète, Paris, PUF, 2006, lettre 144, p. 349.

2. « Constatons simplement que quelque chose relevant de l'art tend à s'instaurer partout où la voix est impliquée. » Michel Poizat, *Vox populi, vox Dei. Voix et pouvoir*, Paris, Métailié, 2001, p. 76.

son lien avec la communauté qui écoute en même temps que lui... Cette suggestion, cette légère transe naturelle que la voix d'un autre éveille en chacun de nous, la culture l'accepte quand elle provient des paroles de bercement murmurées au nouveau-né, des paroles du conte qui préparent l'enfant au sommeil, des paroles amoureuses englobant les amants dans une transe réciproque, des paroles de la compassion ou de l'amitié... Qu'une voix agisse par ses sonorités est une expérience aussi ancienne que l'humanité. La culture tolère encore le timbre suggestif des voix dans un mélange d'estime et de suspicion chez l'homme politique qui s'adresse à la foule d'un meeting ou participe à une émission télévisée. Mais avec ce dernier naît le lien dénoncé depuis des siècles entre la voix et les risques de manipulation. Nietzsche a tenté de dire que ce n'est pas l'éducation à l'éloquence qui pousse à la manipulation mais l'absence de culture rhétorique, au contraire, qui rend un public facile à manipuler par des moyens grossiers. Le rejet de la manipulation n'a pourtant cessé de se revendiquer comme rejet de l'éloquence.

Pour cette raison, le monde savant répugne par principe à l'idée que le grain de voix puisse apprécier ou déprécier la qualité d'un raisonnement. La science ne se conçoit pas comme ce qui a lieu personnellement pour le chercheur au cours de son travail scientifique mais comme la méthode qui permet de mener ce travail à bien en dépit du chercheur comme personne. Pour échapper aux risques de suggestion non scientifique pouvant porter atteinte à cette exigence – pour croire lui échapper, du moins –, la communauté scientifique se raconte à elle-même le mythe de la voix désaffectée : un jour, en écrivant leurs résultats d'expérience et leurs raisonnements selon des protocoles rédactionnels stricts, en faisant de l'objectivation des formules, de l'impersonnalité des énoncés, de la tournure à la voix passive une règle d'airain, les êtres humains savants, et eux seuls, ont échappé aux influences de la parole. Ils ont désaffecté la voix de sa puissance suggestive. Dans les congrès, les colloques, les séminaires, les chercheurs de toutes disciplines ont adopté un code expressif dont la sobriété ostentatoire démontre que le seuil épistémique est atteint. Dans ce monde à part, seules la confirmation raisonnée des hypothèses et la rigueur des protocoles expérimentaux requièrent l'attention de l'auditoire. Prudence et doute. Méthode, faits, raisonnement. Grâce à cette ascèse, les scientifiques sont les seuls êtres humains sur terre échappant à la suggestibilité des voix dans le cadre de leur travail. Dans les congrès, en raison de cette impersonnalité d'un style oratoire s'astreignant à lire des items projetés sur écran géant, biologistes, géologues ou physiciens s'ennuient parfois mais aucun d'eux ne subit le pouvoir suggestif des voix. Dans leurs conversations privées, les mêmes chercheurs se montrent souvent passionnés à propos des mêmes thèmes scientifiques mais, dans le cadre public, la plupart effacent ces pointes expressives comme si elles n'avaient jamais eu lieu. S'il arrive qu'un chercheur plaise par sa qualité de présence dans un congrès, qu'il apporte de l'humour ou de la sensibilité à son propos, tous les autres estiment cet élément agréable mais superflu par rapport à la valeur du travail présenté.

Attendre de la voix désaffectée qu'elle exprime une part de la qualité scientifique d'un individu restitue pourtant à la voix un pouvoir d'influence. Le ton désaffecté suggère bel et bien l'appartenance de l'orateur au monde scientifique. Mais de façon si négligeable, se hâtera-t-on de dire, qu'il est inutile d'en faire état. Pourquoi, dans ces conditions, toute une communauté éprouve-t-elle le besoin d'imiter la voix désaffectée comme point massif de ralliement ? Pourquoi les jeunes chercheurs comprennent-ils à quel point cette intonation importe dans le rituel qui les intègre à leur institution ? Si la rigueur démonstrative suffit, pourquoi les chercheurs ne s'en tiennent-ils pas à lire des publications et à en vérifier les protocoles sans dire un mot ? Pourquoi tant de séminaires à voix haute ?

Sans doute parce que le transfert par la voix n'est pas remplaçable. Prendre conscience d'une nouvelle loi (biblique, scientifique) revient à entendre des voix, à s'y confronter, à les intérioriser, à y mêler sa propre voix. Pour que quelqu'un entende, le fils de la sourde a payé pour le savoir, il faut que la parole soit émise :

> « C'est en ça que l'écrit se différencie de la parole, et il faut y remettre de la parole, à l'en beurrer sérieusement, mais naturellement non pas sans inconvénients de principe, pour qu'il soit entendu. On peut donc écrire des tas de

choses sans que ça parvienne à aucune oreille. C'est pourtant écrit. »[1]

Certains individus captent l'attention plus que d'autres. Un jour, leur entourage le leur fait remarquer : lorsqu'ils défendent une idée, ils sont écoutés plus qu'un autre partisan de la même idée. Quand ils blaguent, ils font rire plus qu'un autre. Quand ils enseignent ou animent un séminaire privé, ils attirent plus de monde au point que, d'année en année, comme dans le cas du docteur Lacan, il faut des salles plus grandes pour accueillir leur public. Cette aura est louée quand elle favorise une pédagogie mais dénoncée si elle engendre un trop grand succès, une trop grande influence par le Verbe. Il est conseillé à l'orateur de faire comme s'il ne s'apercevait pas de son charme ou en était gêné – ce que Lacan n'omettra pas de faire. Le monde savant ne sait comment traiter son propre charisme. Le mot lui est détestable. Il connote une variable séductrice qui ne peut faire partie des paramètres de la connaissance. Quelle est la vérité d'un tel désir de vérité ? se demandait Lacan.

Le 12 décembre 1972, il invite à son séminaire du Panthéon, *Encore*, un philosophe spécialiste du langage, François Récanati. L'enregistrement fait entendre la voix de Lacan, c'est-à-dire projette dans notre oreille le monde

1. J. Lacan, *Le Séminaire*, livre XVIII, *D'un discours qui ne serait pas du semblant*, texte établi par J.-A. Miller, Paris, Seuil, 2006, p. 61-62 (1971).

de Lacan, ses rythmes, les coordonnées de son caractère, la sonorité de ses obsessions, le graillon de ses plaisirs et de ses contrariétés du jour, puis c'est au tour de l'invité d'entamer sa communication consacrée aux thèmes de la répétition et de l'identité.

Le monde de nos perceptions change aussitôt de structure avec cette voix nouvelle. Qu'engendre-t-elle ? Une pudeur, une prudence, une minoration immédiate des prétentions de la vocalisation comme telle. L'invité commente avec élégance, érudition, des énoncés qui, dit-il, sont des rappels de lecture. Mais c'est comme s'il s'excusait constamment d'occuper notre temps d'écoute, se dépêchait comme un intrus obsédé par la courtoisie de conclure alors qu'il vient à peine de commencer. Il parle « pour aller vite », dit-il à plusieurs reprises, et ne s'autorise ni la lenteur de Lacan ni son expressionnisme. Sans doute n'est-ce pas le style personnel de ce jeune chercheur et, ce séminaire n'étant pas le sien, il se garde d'en occuper la scène de façon appuyée. Nous comprenons cette discrétion. Mais l'effet paradoxal qui résulte de cette accélération du rythme est une brusque décélération de notre écoute, une normalisation instantanée de notre univers par l'injonction sonore des critères traditionnels de la voix savante : sobriété de l'énonciation ; révérence au savoir écrit considéré comme désaffecté de ses liens avec l'expérience personnelle du chercheur ; preuve du sérieux de l'énoncé par effacement de toute théâtralité de l'énonciation.

Combien, par contraste, la crudité des intonations de Lacan au sein du langage savant continue de nous frapper comme un risque assumé avec passion. À quel point la vigueur sans concession d'un registre allant du tact à l'humour, de la prévenance à la fureur, promulgue un monde sonore spécifique dans un univers académique souvent enclin à éteindre les sonorités de la pensée. Si nous cherchons à vivre l'histoire d'un événement de pensée, il importe d'en reconstituer le bruit, les exclamations primordiales comme vecteurs de son intensité de naissance et de prolifération. Les clameurs d'une pensée ne se mesurent évidemment pas au seul fait qu'elles s'entendent dans la voix d'un chercheur. La discrétion éventuelle de ce dernier, son silence apparent ne disent rien du vacarme de ses idées. Mais quand l'un d'eux, en raison de son mode de création, extériorise ces voix dans ses cordes vocales, il est dommage, sinon douteux, d'en dédaigner le témoignage.

Quand, à un âge avancé, sous le terme de « poubellication », Lacan insulte le fait de publier, ce n'est pas tant le monde de l'édition qui est visé que l'acceptation de livrer une existence encore capable de vocalisation à la forme du déchet livresque. Lacan retardera le moment de cette déchéance le plus longtemps possible, opposant d'incessantes manœuvres de procrastination à la parution tardive de ses *Écrits*. En revanche, il n'éprouve pas le sentiment de perte fatale dont témoignent certains acteurs de théâtre et metteurs en scène devant le phénomène de disparition lié au spectacle vivant. Une fois terminées les représentations d'une pièce, il n'en reste rien de pérenne, se plaignent-ils, si ce n'est l'espoir d'avoir marqué la mémoire du public.

Disciple de Kojève, Lacan a confiance dans la force d'une transmission vocale, et c'est à la voix qu'il a confié la publication essentielle de son œuvre. La maladresse souvent pesante de son style écrit montre à quel point les temps rédactionnels sont chez lui des temps fastidieux et non des mouvements de libre émergence de la pensée. Jacques Nassif décrit « l'homme Lacan… qui savait s'exprimer oralement avec simplicité ou sobriété, pudeur ou courtoisie, en restant au plus près d'une pensée nullement obscure ou tortueuse, et l'homme de plume, toujours en difficulté à parvenir à s'exprimer d'une façon qui ne soit ni contournée ni tarabiscotée »[1]. En 1973, au congrès de La Grande-Motte, Lacan revient en blaguant sur le fait que, plus il réécrit un texte, moins c'est compréhensible, en effet.

À la fin de sa vie, beau joueur, épuisé, il concède que « l'analyse n'est pas une science », en dépit de son ambition de lui conquérir ce statut[2]. Lacan a échoué à rendre compte de la pratique analytique dans les normes du savoir scientifique. Son aventure n'a pas atteint tous les

1. Jacques Nassif, *L'Écrit, la voix : fonctions et champ de la voix en psychanalyse*, Paris, Aubier, 2004, p. 183 et 185.

2. Interview de Jacques Lacan sur France Culture, juillet 1973, à l'occasion du 28e congrès international de la psychanalyse, à Paris. Parue dans *Le Coq-Héron* n° 46-47, Paris, 1974. « L'analyse n'est pas une science, c'est un discours sans lequel le discours dit de la science n'est pas tenable par l'être qui y a accédé depuis plus de trois siècles ; d'ailleurs le discours de la science a des conséquences irrespirables pour ce qu'on appelle l'humanité. »

buts qu'elle s'était fixés. Était-ce dans l'espoir de faire ressembler la psychanalyse à une science, néanmoins, qu'il avait fait si peu mention de la voix dans son travail ? Était-il devenu impossible d'en traiter sans se commettre avec un point de vue pré-saussurien ? S'agissait-il d'éviter le mauvais voisinage de l'hypnose, de la suggestion par la voix, des « voies mystérieuses de l'affect proprement auriculaire » ? Ou est-ce sa vision tragique de la voix qui rendait Lacan fermé à ses dimensions sonores[1] ?

Selon beaucoup de témoignages, Lacan se montrait souvent chaleureux et dévoué à l'égard de ses patients. Il était aussi grand séducteur dans la relation privée et usait de son ascendant seigneurial pour obtenir des ralliements institutionnels de la part de ses élèves et de ses collègues.

À distance, c'est plutôt l'attitude contraire qui s'entend dans la voix des séminaires tardifs dont nous possédons les enregistrements : Lacan s'y montre souvent désagréable. C'est peu dire qu'il ne travaille plus à la diffusion d'un portrait attachant et oublie parfois toute prévenance dans les tensions de sa pensée en acte – le contraire d'un protocole de séduction. Avec les années, la vitalité de l'exclamation initiale perce plus rarement sous la sombre

1. Gérard Haddad pense que les élaborations de l'objet voix au cours du séminaire *L'Angoisse*, « parfois confuses et contradictoires, sans doute parce que l'avancée qu'elles renferment n'est pas encore maîtrisée, [...] le psychanalyste envisageait de les reprendre l'année suivante avant de voir son élan brisé par son exclusion ». In *Le Péché originel de la psychanalyse*, Paris, Seuil, 2007, p. 271.

tonalité de ses corollaires : l'impasse du désir, le drame de la subjectivité assujettie au manque, l'inadéquation d'un langage présent « quelque part sur le cerveau comme une araignée... »[1]. Quel événement de son existence, quel mythe sombre et personnel ont-ils pris le dessus, à partir d'un certain moment, effaçant la verve du penseur des débuts sous la tension d'un Lacan sévère, exaspéré jusqu'à l'odieux – et laissant dériver sa pensée en dogme ? La pression que sa propre communauté institutionnelle exerçait sur lui n'est sans doute pas étrangère à cet assombrissement. De même la confusion des rôles qu'il y a tenus et dont l'imbroglio a déchaîné passions et déchirements. La noirceur de son pessimisme n'en laisse pas moins d'étonner. Celui de Freud était plein de regrets pour la destinée humaine mais aussi plein d'encouragements pour les efforts civilisateurs auxquels l'humanité devait consentir. Le pessimisme de Lacan paraît sans issue – et même le « pathétique appel de l'Amour », souvent évoqué par ce compagnon de route du surréalisme, n'est pas un événement libérateur mais le summum bouleversant d'un leurre[2].

La voix de Lacan, nous l'avons aujourd'hui à « l'état de reste, sur la bande du magnétophone ».

Dans *La Dernière Bande* de Beckett, Krapp écoute sa voix enregistrée : « Difficile de croire que j'aie jamais été ce petit crétin. Cette voix ! Jésus ! [...] Jamais entendu

1. *Mon enseignement*, Paris, Seuil, 2005, p. 46 (1967).
2. *Écrits*, Paris, Seuil, 1966, p. 147.

pareil silence. La terre pourrait être inhabitée. » Lacan pourrait entendre sa voix enregistrée en s'étonnant non de sa crétinerie, comme le personnage de Beckett, mais de sa loufoquerie, sa clownerie, comme il l'a fait en voyant l'enregistrement de *Télévision*. Pour le reste – silence, solitude du locuteur dans un monde sans répondant –, Lacan n'a nul besoin de se démarquer de Krapp et des arpenteurs épuisés du langage que sont les personnages de Beckett, linguiste ultime.

La voix enregistrée de Lacan n'aura jamais la teneur de celle que le public du séminaire a pu entendre dans une écoute directe, en présence du corps de l'orateur. Cette voix enregistrée n'en donne pas moins accès au ton de Lacan, à la façon dont son corps habite sa voix, à « ce qui oriente et vivifie sa recherche », à sa théorisation comme force sonore : adversité du contact, lutte serrée de la construction, passion de soutenir, d'attaquer, de guider… Cette écoute rend présente la « caractérologie du psychanalyste lui-même »[1], son âpreté, sa lutte, sa vaillance.

Comme il est étrange de voir Lacan cité en note par Bachelard dans *La Terre et les rêveries de la volonté*, à propos d'une définition générale du caractère, au moment

1. Jacques Lacan, *Le Séminaire*, livre I, *Les Écrits techniques de Freud*, texte établi par J.-A. Miller, Paris, Seuil, 1975, p. 231. « Le caractère est la réaction au développement libidinal du sujet, la trame dans laquelle ce développement est pris, et limité, et de l'autre il s'agit d'éléments innés… », p. 229 (1953-1954).

même où Bachelard, sans penser visiblement à Lacan, évoque l'individu qui fouille les matières de ses mains à la façon dont Lacan fouille et maçonne les sonorités de ses lèvres. Bachelard définit une dynamique de l'hostilité, de la colère, une « psychologie du *contre* », qui rappelle le climat de travail dans lequel Lacan a progressé. Le philosophe précise encore que, pour celui qui aime s'attaquer à des matières difficiles, à des matières dures, « le lent [est] imaginé dans une *exagération* de la lenteur », « l'être imaginant [jouit] non pas de la lenteur, mais de *l'exagération* de la lenteur »[1]. C'est peu dire qu'avec la voix de Lacan a surgi pour nous, en tout premier lieu, cet événement de lenteur exagérée. D'abord des silences prodigieux ont semblé découvrir des vides dans la théorie, laissant résonner son hors-champ, puis ces silences ont semblé conjurer une angoisse de précipitation devant des enchaînements de pensée.

En 1963, dans une lettre adressée à Louis Althusser, Lacan évoque le terme qu'il a dû mettre à une période de « ce séminaire où j'essayais depuis dix ans de tracer les voies d'une dialectique dont l'invention fut pour moi une tâche merveilleuse »[2]. Rien n'est compréhensible de l'aventure lacanienne et rien n'est loyal à son égard si l'on

1. Gaston Bachelard, *La Terre et les rêveries de la volonté*, Paris, José Corti, 2004, p. 31, 33 et 61 (1947).

2. Lettre du 21 novembre 1963, à lire sur http://www.lutecium.org/Jacques_Lacan/Years/1963_fr.html

ne revient pas à cette excitation initiale, cet état de grâce originel, cette « tâche merveilleuse » de relire « Freud, un linguiste » et d'explorer la subjectivité à travers l'expérience passionnante de la psychanalyse. Dans *Télévision*, en des termes équivalents à un « gai savoir », Lacan assimile son expérience au « jouir du déchiffrage ». Deux ans plus tôt, avec un merveilleux accent de jubilation, il avait déclaré : « Je ne me relis jamais, mais quand je me relis, vous ne pouvez pas savoir comme je m'admire. »[1]

Selon Michel Foucault, Lacan désirait « que la lecture de ses textes ne soit pas seulement une "prise de conscience" de ses idées. Il voulait que le lecteur se découvre lui-même, comme sujet de désir, à travers cette lecture [...] que l'obscurité de ses *Écrits* fût la complexité même du sujet, et que le travail nécessaire pour le comprendre fût un travail à réaliser sur soi-même »[2]. L'écoute de la pensée-à-voix-haute des séminaires permet de faire l'expérience de ce travail comme puissance de vivre et de créer dans la sonorité. Même à distance, l'auditeur n'en fera pas moins l'expérience d'une captivation et d'un rejet – qui ne sont donc pas liés seulement à une époque et un public mais appartiennent à la substance de cette voix, à son caractère et à sa persévérance. Le temps ne l'affaiblit pas. Le recul, l'attention et la distraction de l'auditeur

1. *Le Séminaire*, livre XVIII, *D'un discours qui ne serait pas du semblant*, Paris, Seuil, 2007, p. 93 (1971).

2. Michel Foucault, *Dits et écrits* II, *1976-1988*, Paris, Gallimard, « Quarto », 2001, p. 1024 (1981).

laissent tout loisir de prendre la tangente à l'égard de cette voix comme d'y plonger, au contraire, comme dans une « œuvre totale » : pensée, musicalité, dramaturgie, interprétation…

Cette voix, il ne saurait pourtant être question de l'écouter en quelque occasion solennelle faisant accéder au Tout lacanien. La lecture de Lacan ajoutée à la voix de Lacan ne fera pas du tout une somme suffisante. Il faudrait y ajouter sa voix pendant les présentations de malades, sa voix dans les congrès, sa voix introduisant une réunion, y ajouter des gestes, des cigares, des lettres, des enregistrements inédits, une foule de témoignages, sans jamais être sûr qu'au dernier moment un reste de voix ne viendra pas compromettre la totalité de cet édifice et le rendre bancal.

« Laissons ça de traviole. »

Remerciements

Cet essai doit beaucoup à la sollicitation amicale de Serge Hajlblum, psychanalyste, ancien patient de Lacan, et aux échanges que j'ai pu avoir avec lui dans les premiers temps de la conception de ce livre. En raison de son décès, survenu à la fin de l'année 2008, il n'a pu, hélas, en prendre connaissance.

Je remercie Bertrand Roger pour sa lecture attentionnée, ses précieuses suggestions et son soutien dont mon travail bénéficie depuis des années.

Je remercie enfin Roland Jaccard pour sa complicité chaleureuse et la liberté avec laquelle j'ai pu écrire chacun de mes essais pour sa collection.

Table des matières

Personnages oratoires :

Cet ouvrage a été composé
par IGS-CP à L'Isle-d'Espagnac (16)

Imprimé en France

Achevé d'imprimer chez SoBook le 16-08-2023

Linselles - France

N° impression : 857 858